肝病怎么办？

刘建平 / 编著

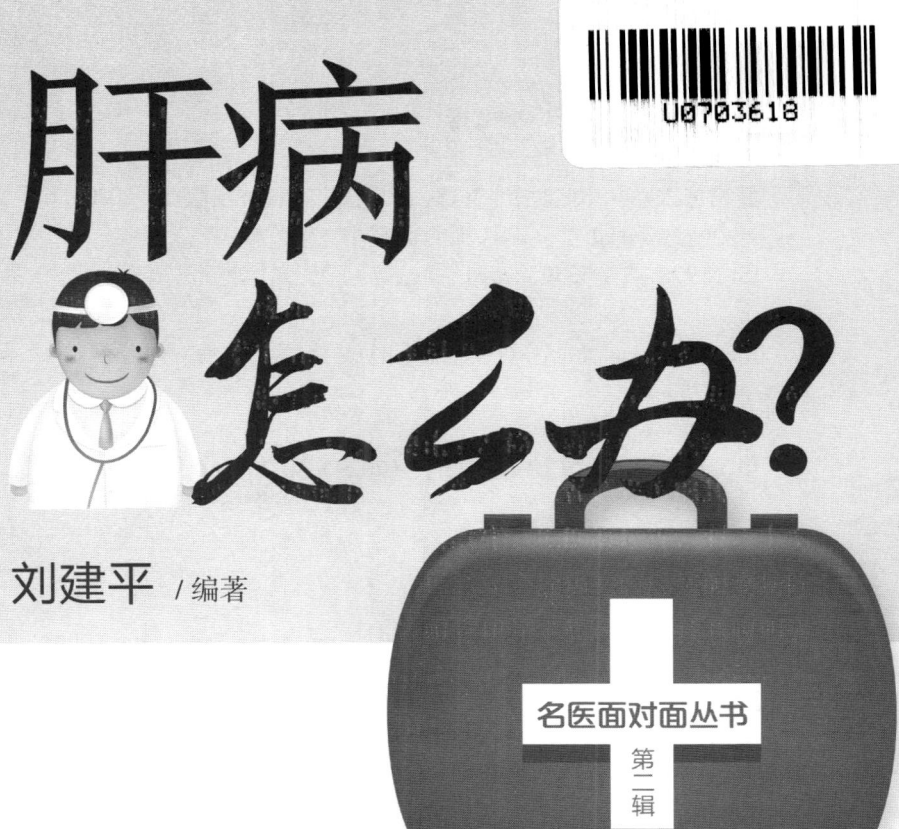

名医面对面丛书
第二辑

SPM 南方出版传媒
广东科技出版社 | 全国优秀出版社
·广州·

图书在版编目（CIP）数据

肝病怎么办？／刘建平编著 . —广州：广东科技出版社，2020.11（2022.2 重印）（名医面对面丛书 . 第二辑）
ISBN 978 - 7 - 5359 - 7571 - 3

Ⅰ . ①肝… Ⅱ . ①刘… Ⅲ . ①肝疾病—防治—问题解答 Ⅳ . ①R575 - 44

中国版本图书馆 CIP 数据核字（2020）第 202184 号

肝病怎么办？
Ganbing Zenmeban?

出 版 人：朱文清
责任编辑：马霄行
封面设计：柳国雄
责任校对：杨崚松
责任印制：彭海波
出版发行：广东科技出版社
　　　　　（广州市环市东路水荫路 11 号　邮政编码：510075）
销售热线：020 - 37607413
http://www.gdstp.com.cn
E-mail: gdkjbw@nfcb.com.cn
经　　销：广东新华发行集团股份有限公司
印　　刷：广州市东盛彩印有限公司
　　　　　（广州市黄埔区新塘镇太平洋十路二号　邮政编码：510700）
规　　格：889mm×1 194mm　1/32　印张 9.625　　字数 200 千
版　　次：2020 年 11 月第 1 版　2022 年 2 月第 2 次印刷
定　　价：39.80 元

如发现因印装质量问题影响阅读，请与广东科技出版社印制室联系调换（电话：020 - 37607272）。

序
Preface

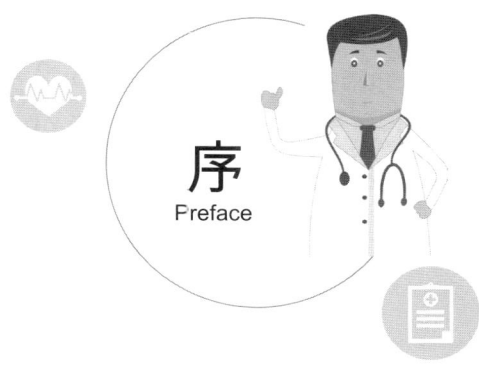

全面建设小康社会，实现全民健康，一直是人民对美好生活的向往。

广东广播电视台南方生活广播品牌节目《名医面对面》，一直深耕名医科普多年，成为听众信赖、专家认可的节目。2018年4月与专家携手推出《名医面对面丛书》第一辑，包括中山大学附属第三医院曾龙驿教授主编的《糖尿病怎么办?》、广东省中医院魏华教授主编的《甲状腺疾病怎么办?》、广州中医药大学第一附属医院李荣教授主编的《高血压怎么办?》、广州中医药大学佘世锋教授编著的《胃病怎么办?》、暨南大学附属顺德医院尹德铭主任中医师编著的《颈肩腰腿痛怎么办?》。第一辑面市后，深受读者与听众好评，多次印刷，其中《颈肩腰腿痛怎么办?》更是入选农家书屋书目，造福了更多民众。

此次，我们再度携手广东科技出版社，重磅推出《名医面对面丛书》第二辑。第二辑的作者也都是临床一线的知名专家，包括：

《肝病怎么办?》作者：中山大学孙逸仙纪念医院肝胆外科博士生导师刘建平教授；

《痛风怎么办?》作者：广东省中医院内分泌科主任魏华教授；

《冠心病怎么办?》《高血脂怎么办?》作者：广州中医药大学第一附属医院心血管科主任李荣教授；

《抑郁症怎么办?》作者：南方医科大学南方医院心理科主任张斌教授；

《中风怎么办?》作者：暨南大学附属顺德医院康复医学科主任尹德铭主任中医师。

以上五位专家，都是深受患者喜爱的好大夫，他们在平时繁忙的医、教、研工作中，抽出宝贵的时间，用大众容易读懂的通俗笔触，把深奥的医学知识解释得清楚明白，把自我健康管理的能力交到患者手中。希望每位患者都学会调节好情绪，从容面对压力，管理好生活节奏，做自己的"保健医生"，把健康牢牢掌握在自己手中。本套丛书的出版，受惠的是广大的患者、听众与读者，在碎片化阅读的当下，让我们一起回归书籍阅读。健康让生活更美好！

全国健康节目金牌主持人
南方生活广播节目部副主任监制、主持人、记者
林伟园
2020年3月

前言
Forward

肝脏是人体最大的实质性内脏器官，非常重要，主要负责各类营养物质的吸收、转化和储存，有毒物质的分解和能量的产生，因此肝脏容易罹患各种疾病，例如各种类型的肝炎、脂肪肝、肝癌、肝硬化、肝脏寄生虫病等，很多情况下需要内外科一起干预及处理。

同时，胆道又是肝脏排泌胆汁的通路，胆道的通与不通，会对肝脏的功能造成重要影响，肝脏与胆道的很多疾病常相互影响、互为因果，我国成语"肝胆相照"充分体现了肝胆间唇齿相依的密切关系，因此，谈到肝脏疾病会不可避免地涉及胆道问题。

随着我国人民群众物质生活水平的提高、饮食结构的变化，人体很多疾病谱也发生了改变，肝脏疾病尤其如此。而群众自我保健意识的增强，医疗技术特别是精准医学的进步，使肝脏各种疾病的检出率大大提高，因而肝脏疾病的早期预防、早期发现、早期治疗成为可能。与此同时，笔者在多年的临床实践中发现，许多患者对肝脏疾病的认识存在较大的盲区与误区，而这些盲区与误区的存在很大程度上影响了肝脏疾病的治疗与预后。

针对此状况，笔者撰写了《肝病怎么办？》这本书。笔者于书中重点归纳了临床上患者对肝胆疾病方面迫切希望了解的问题，并用相应的医学临床知识及经验予以解惑，同时根据疾病对人体危害程度的不同，在讲解时有所侧重。考虑到医学专业的特殊性，在本书中，笔者力求用通俗、生动、易懂的语言，以问答的方式进行释疑，以满足读者对肝脏疾病认识的需要。

笔者深知医学容不得半点纰漏，且学无止境，因此在编写此书时，笔者将自身对肝胆疾病的认识及临床经验与心得做了一次认真、细致的梳理。他山之石，可以攻玉，笔者还研究与参考了大量国内外有关肝脏疾病的最新进展，以求尽可能予读者最新、最准确的解惑。同时，笔者也深感"予人玫瑰，手留余香"，编写本书其实对自身医术的提升亦颇有帮助。

然而，每一位患者都是独立的个体，病情千变万化，目前临床上追求的目标是精准个体化治疗，肝脏疾病尤其如此。肝脏疾病种类繁多，致病机理复杂，因为篇幅所限，本书主要从外科医生的角度讲述一些肝脏常见病与多发病的临床特点与治疗，难以面面俱到。同时，鉴于本人水平有限，对一些问题的看法难免会有偏颇与不足之处，希望得到广大读者及同行的批评指正。

在本书的编写过程中，笔者得到了中山大学孙逸仙纪念医院肝胆胰外科、消化内科、重症监护室、介入科、放射科、B超室各位同事，以及本专业省内许多同行的帮助，插图由冯惠童绘制，在此一并表示感谢！

刘建平

2020 年 7 月

目录
Contents

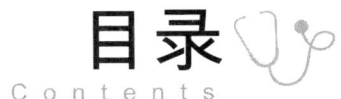

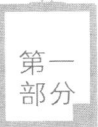

第一部分 认识肝脏

1. 肝脏位于人体的什么部位？／2
2. 肝脏在解剖上有何特点？／4
3. 出入肝脏的管道有哪些？肝脏的血液供应是怎样的？／6
4. 肝细胞的显微结构是怎样的？／8
5. 肝脏的主要生理功能有哪些？／10
6. 切除了部分肝组织，剩余的肝脏够用吗？／14
7. 肝功能不好的患者，在生活方面需要注意什么？／16
8. 常见的对肝脏有较大损害的药物有哪些？／18

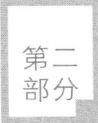

第二部分 认识人体的胆道系统

1. 人体的胆道系统结构是怎样的？／22

2. 人体的胆道系统有什么功能？／25

3. 胆囊有什么功能？／27

4. 切除胆囊有什么影响？／29

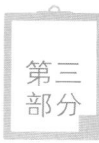

第三部分　肝病常用的检查项目

1. 肝病为什么要检查血清总蛋白、白蛋白和球蛋白？／32

2. 如何检查血浆凝血因子？／34

3. 肝病为什么要检查血氨？／37

4. 如何测定肝脏的脂类代谢功能？／38

5. 肝病为什么要检查胆红素？／39

6. 如何检测肝脏的摄取、排泄功能？／41

7. 血清酶检测有什么临床意义？／43

8. 肝病常用的血清肿瘤标志物有哪些？／45

9. 肝病常用的影像学检查方法有哪些？／51

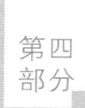

第四部分　认识脂肪肝

1. 什么是脂肪肝？脂肪肝经治疗后肝脏形态可以恢复正常吗？／56

2. 造成脂肪肝的原因是什么？／58

3. 脂肪肝如何分型？/ 61

4. 脂肪肝有什么临床表现？/ 62

5. 脂肪肝的检查方法有哪些？/ 64

6. 脂肪肝的临床诊断分哪两种？/ 66

7. 脂肪肝会有哪些并发症？/ 68

8. 患了脂肪肝应该如何治疗？/ 69

9. 患了脂肪肝可以用药物治好吗？/ 71

10. 脂肪肝可以预防吗？/ 72

11. 脂肪肝的预后如何？/ 74

第五部分 认识肝硬化

1. 什么是肝硬化？/ 76

2. 肝硬化的病因有哪些？/ 78

3. 肝硬化的发病机制是怎样的？/ 80

4. 肝硬化时，肝脏的结构会发生怎样的改变？/ 82

5. 肝硬化会给人体带来哪些严重后果？/ 84

6. 肝硬化有哪些临床表现？/ 88

7. 肝硬化有什么特殊的并发症？/ 91

8. 肝硬化时患者的检查有何特别表现？/ 95

9. 临床医生是如何诊断肝硬化的？/ 98

10. 如何治疗肝硬化？/ 100

11. 肝硬化的预后怎么样？/ 107

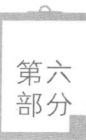

第六部分　认识原发性肝癌

1. 原发性肝癌在我国有什么特点？／110
2. 肝癌的病因有哪些？／112
3. 肝癌的分类有哪些？／114
4. 肝癌容易发生转移吗？／116
5. 肝癌早期有什么症状？／117
6. 中晚期肝癌患者的临床表现有哪些？／118
7. 怀疑肝癌的患者做哪些检查可以确诊？／121
8. 采取哪些体检方式可以早期发现肝癌？／124
9. 肝癌需要与哪些肝脏疾病相鉴别？／125
10. 肝癌主要有哪些并发症？／127
11. 肝癌目前最有效的治疗方法是哪一种？／129
12. 什么样的肝癌患者适合手术切除？／130
13. 除了手术切除外，肝癌还有什么其他的治疗方法？／133
14. 抗乙型肝炎病毒药物在肝癌的治疗中重要吗？／136
15. 什么情况下肝癌患者的治疗效果比较好？／138
16. 如何预防肝癌？／139
17. 肝癌患者饮食上应注意什么？／140

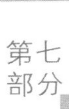 第七部分 **认识转移性肝癌**

1. 转移性肝癌指的是什么？/ 144
2. 癌是通过什么途径转移到肝脏的？/ 145
3. 转移性肝癌有什么特点？/ 146
4. 转移性肝癌应如何治疗？/ 148

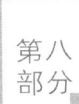 第八部分 **认识肝脏的良性肿瘤**

1. 肝脏常见的良性肿瘤有哪些？/ 150
2. 肝海绵状血管瘤是怎么回事？/ 151
3. 肝囊肿是怎么回事？/ 154
4. 肝细胞腺瘤是怎么回事？/ 156
5. 肝脏局灶性结节性增生是怎么回事？/ 158
6. 肝脏炎性假瘤是怎么回事？/ 160
7. 肝脏腺瘤样增生是怎么回事？/ 162

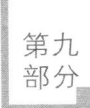 第九部分 **认识细菌性肝脓肿**

1. 细菌性肝脓肿是如何发生的？/ 166

2. 细菌性肝脓肿发生时肝脏的形态会发生怎样的改变？／168
3. 细菌性肝脓肿有什么临床表现？／169
4. 如何诊断细菌性肝脓肿？／171
5. 细菌性肝脓肿应与肝脏的哪些疾病相鉴别？／173
6. 细菌性肝脓肿有哪些并发症？／174
7. 细菌性肝脓肿如何治疗？／175

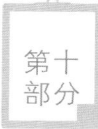

认识急性胆囊炎

1. 急性胆囊炎如何分类？／180
2. 急性胆囊炎的病因有哪些？／182
3. 急性胆囊炎的发病机理是怎样的？／184
4. 急性胆囊炎发作时患者的临床表现有什么特点？／185
5. 急性胆囊炎应该如何治疗？／187

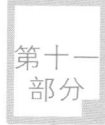

认识慢性胆囊炎

1. 慢性胆囊炎是怎样形成的？／190
2. 慢性胆囊炎有什么特别的临床表现吗？／191
3. 慢性胆囊炎需要手术切除胆囊吗？／192

4. 慢性胆囊炎平时要注意什么？非手术治疗方法有哪些？／193

5. B超发现胆囊壁增厚怎么办？／194

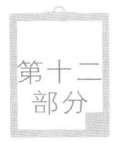

第十二部分 认识胆石症

1. 胆石症是怎么回事？／198
2. 胆石症如何分类？／199
3. 胆固醇结石和胆色素结石是怎样形成的？／202
4. 胆囊结石是怎么回事？／205
5. 胆总管结石是怎么回事？／210
6. 肝内胆管结石是怎么回事？／214

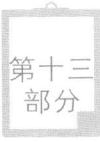

第十三部分 认识先天性胆管囊状扩张症

1. 何为先天性胆管囊状扩张症？／220
2. 先天性胆管囊状扩张症的临床表现有何特点？／221
3. 先天性胆管囊状扩张症需要手术治疗吗？／223

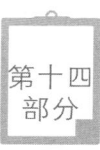 **第十四部分　认识胆道蛔虫病**

1. 胆道蛔虫病是如何引起的？／226
2. 胆道蛔虫病有何临床特点？／227
3. 如何诊断胆道蛔虫病？／228
4. 胆道蛔虫病有什么治疗方法？／229

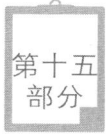 **第十五部分　认识肝吸虫病**

1. 什么是肝吸虫病？／232
2. 什么是肝吸虫？／233
3. 肝吸虫病的临床表现是怎样的？／235
4. 怀疑患了肝吸虫病应该做什么检查？／237
5. 肝吸虫病如何治疗？／239
6. 肝吸虫病应如何预防？／241

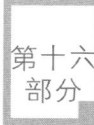 **第十六部分　认识急性梗阻性化脓性胆管炎**

1. 什么是急性梗阻性化脓性胆管炎？／244
2. 急性梗阻性化脓性胆管炎的病因是什么？／246

3. 发生急性梗阻性化脓性胆管炎时有怎样的病理变化？／247
4. 急性梗阻性化脓性胆管炎的临床表现是怎样的？／248
5. 如何诊断急性梗阻性化脓性胆管炎？／250
6. 急性梗阻性化脓性胆管炎如何治疗？／251

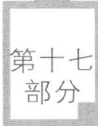

第十七部分 认识原发性硬化性胆管炎

1. 原发性硬化性胆管炎是一种什么疾病？／254
2. 原发性硬化性胆管炎的病因有哪些？／255
3. 发生原发性硬化性胆管炎时，患者的胆管有怎样的改变？／256
4. 原发性硬化性胆管炎有什么临床表现？／257
5. 原发性硬化性胆管炎有什么治疗方法？／258

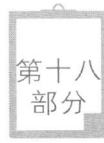

第十八部分 认识胆管癌

1. 什么是胆管癌？／260
2. 胆管癌同哪些疾病相关？／261
3. 胆管癌的肿瘤特性是怎样的？／262
4. 胆管癌有何临床特点？／263
5. 胆管癌如何治疗？／265

第十九部分 认识胆囊息肉

1. 什么是胆囊息肉？／268
2. 引起胆囊息肉的病因有哪些？／269
3. 胆囊息肉分为哪几种？哪种息肉可引起癌变？／270
4. 胆囊息肉有什么临床表现？／272
5. 胆囊息肉通过什么检查可以确诊？／273
6. 怎样鉴别胆囊息肉的良恶性？／274
7. 胆囊息肉如何治疗？／275
8. 如何预防胆囊息肉的发生？／277

第二十部分 认识胆囊癌

1. 胆囊癌有何特点？／280
2. 胆囊癌的发生与哪些胆囊疾病有关？／281
3. 胆囊癌有什么病理类型？／282
4. 胆囊癌的转移方式是怎样的？／283
5. 胆囊癌的恶性程度高吗？／284
6. 胆囊癌的治疗原则是怎样的？／285
7. 胆囊癌还有什么其他治疗方法吗？／287
8. 胆囊癌的治疗效果如何？有什么好的预防方法？／288

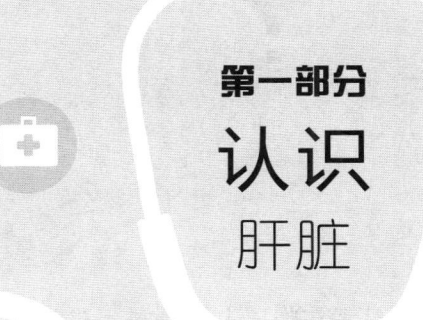

第一部分
认识
肝脏

1. 肝脏位于人体的什么部位？

笔者在临床上遇到过不少患者，指着自己的左上腹说患了"肝痛病"。其实，这些患者患的一般不是肝病，因为肝脏主要位于人体右季肋部（右侧膈肌下方至右上腹上方的位置），因此，肝脏病变出现疼痛的部位应该位于右季肋部或右上腹。肝脏是通过一些纤维韧带与腹腔的膈肌相连的，因此可随呼吸上下移动。当人吸气时，肝脏随膈肌下降而下移，因此，临床上医生可随着患者的呼吸对患者进行肝脏触诊检查。正常情况下，在成人右肋缘下方是不能触到肝脏的。如医生检查时，在患者右肋缘下摸到肝边缘，则很可能是患者的肝脏发生了病变，出现了病理性的肝脏肿大。

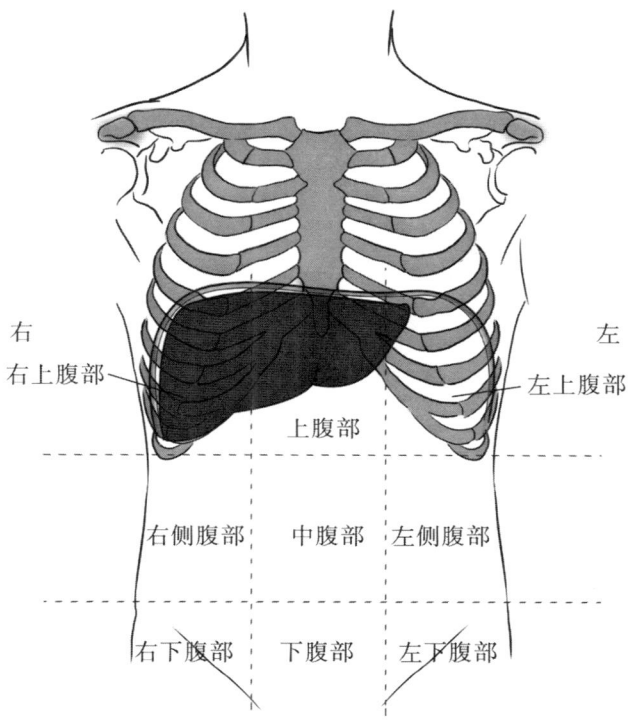

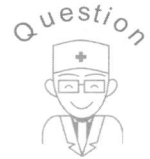

2. 肝脏在解剖上有何特点？

如前言所述，肝脏是人体最大的实质性内脏器官。其外观为不规则楔形。成人肝重为1 200～1 500g，约占体重的2%。肝有膈面、脏面两个面，可分为4个叶，即左叶、右叶、方叶和尾叶。

肝脏与周围器官的关系十分密切，位于肝脏上方的是膈肌，膈肌除了有在腹腔固定肝脏的功能外，还有辅助肺脏呼吸的功能。肝脏周围的器官有胃、十二指肠、胆囊、右肾，以及横结肠的一部分，因此，临床上患者出现右上腹痛，也未必是由肝脏病变所致，也可能是肝脏邻近脏器病变引起的，这时就需要医生依据患者的其他症状,再做一些辅助检查才能进行准确判断。而肝脏的病变,例如肝癌、胆管癌发生侵犯与转移时也会波及周围器官,出现相应的临床表现。如当肝左叶的巨大肝癌压迫胃远端开口的地方时,患者可能出现上消化道梗阻的症状,表现为进食困难、恶心、呕吐等。再如,晚期肝癌的癌细胞通过淋巴管转移到胸腔时,可导致患者胸腔出现大量癌性胸水,压迫患者肺脏,引起患者气促与呼吸困难。

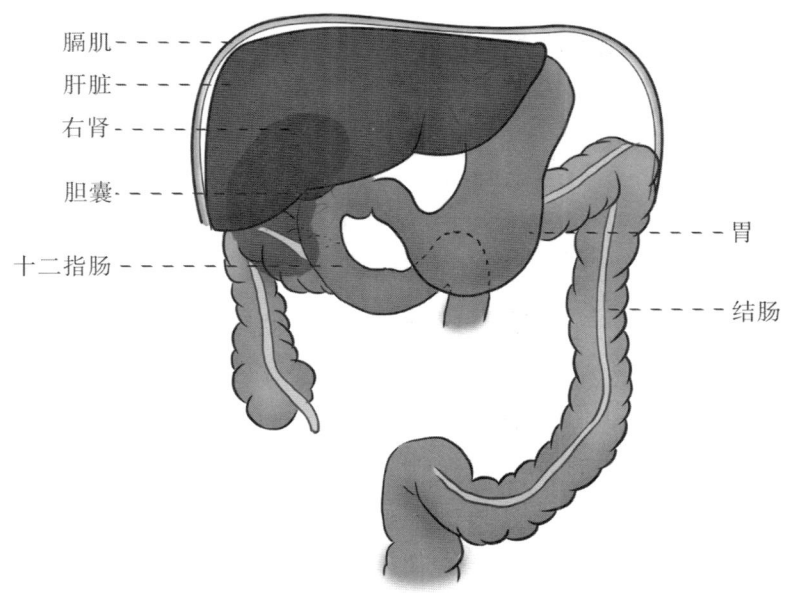

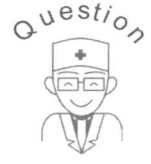

3. 出入肝脏的管道有哪些？肝脏的血液供应是怎样的？

肝脏是人体的一个大储血池，进入与营养肝脏的血管有肝动脉和门静脉，肝细胞分泌的胆汁由胆管引流出肝。肝动脉、门静脉和胆管进出肝的部位为第一肝门，其在临床上是非常重要的结构。对于外科医生来讲，肝动脉、门静脉和胆管相当于横在肝脏门口的三只"老虎"，如果做手术时不小心损伤到它们，将会引起非常严重的后果。例如弄破了肝动脉或门静脉，就相当于水管爆裂了一样，会导致患者术中出现大出血，如果抢救不及时，患者将有生命危险；如果损伤了胆管而不及时进行修补，患者术后可能出现胆道狭窄、胆瘘等并发症，严重影响患者的术后恢复。

肝脏后方还有三支重要的肝静脉，即肝右静脉、肝中静脉和肝左静脉，它们在肝后上缘收集了肝脏流出的血液后，汇入下腔静脉，它们出肝的部位称为肝脏的第二肝门。如果损伤了这些肝静脉，也会导致汹涌的大出血。

综上所述，肝内有两套管道系统，一套是临床上常说的格利森系统，位于肝脏的前方；另一套是肝静脉系统，位于肝脏的后方。前者包含门静脉、肝动脉和胆管，三者包在一结缔组织鞘内，称格利森氏鞘，经第一肝门出入肝实质，不论在肝内或肝门附近，三者都行走在一起，这在进行肝脏切除手术时尤其需要引起医生的注意！肝静脉系统是肝内血液输出道，单独构成一个系统。门静脉与肝动脉进入肝脏后，反复分支，在肝小叶周围形成小叶间静脉和小叶间动脉，它们进入肝血窦中，再经中央静脉注入肝静脉。

肝的血液供应25%~30%来自肝动脉，70%~75%来自门静脉。肝动脉血含氧量高，但由于血流量小，只能供给肝所需氧量的50%，而门静脉血含氧量虽低一些，但由于血流量大，因此也能提供肝需氧量的50%左右。由于肝癌组织主要由肝动脉供血，所以如果患者的肝功能良好，在治疗时可进行肝动脉的结扎与栓塞，患者的肝脏功能靠门静脉的血供也可以维持。门静脉通过收集肠道血液，供给肝脏营养物质。

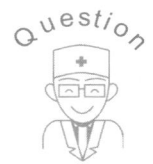

4. 肝细胞的显微结构是怎样的

肝小叶是肝显微结构的基本单位，成人肝脏约有100万个肝小叶。中央静脉位于肝小叶中

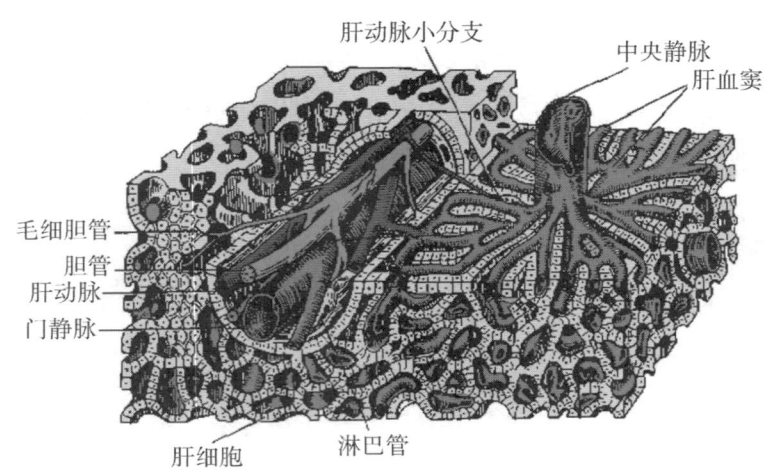

间，肝细胞围绕该静脉放射状排列成单层细胞索，即肝细胞索。肝细胞索之间为肝血窦（窦状的间隙），肝血窦壁上附有库普弗细胞（Kupffer cell），它是人体的免疫防御细胞。几个肝小叶之间为结缔组织构成的汇管区，其中有肝动脉、门静脉和胆管小分支。肝血窦实际上是肝的毛细血管网，其一端与肝动脉和门静脉的小分支相通，另一端与中央静脉连接。胆管可分为胆小管和毛细胆管，后者位于肝细胞之间。

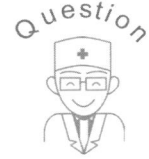

5. 肝脏的主要生理功能有哪些？

肝脏的生理功能十分重要而复杂，主要有以下几种。

（1）分泌胆汁

肝脏每天分泌胆汁600～1 000mL，经胆管流入十二指肠，帮助消化脂肪、吸收脂溶性维生素。

（2）代谢功能

肝脏能将碳水化合物、蛋白质和脂肪转化为糖原，储存于肝内。当血糖减少时，又可将糖原分解为葡萄糖，释放入血液，以调节、保持血糖浓度的稳定，所以在严重肝硬化的患者，血糖会出现时高时低的现象。

在蛋白质代谢过程中，肝主要起合成、脱氨和转氨三个作用。肝可利用氨基酸重新合成人体所需要的各种重要蛋白质，如白蛋白、纤维蛋白原和凝血酶原等，如果肝损害严重，人体就会出现低蛋白血症和凝血功能障碍，出现腹水、双下肢浮肿及流鼻血、牙龈出血等情况。肝脏还能生成多种凝血因子，所以严重肝病的患者凝血功能是比较差的。人体代谢产生的氨是一种有毒物质，当出现肝性脑病时，机体内的血氨升高，患者会出现性格改变、智力下降、行为失常、意识障碍等精神症状。肝能将大部分的氨转变成尿素，经肾排出。肝细胞内有多种转氨酶，能将一种氨基酸转化为另一种氨基酸，以增加人体对不同食物的适应性。肝细胞受损伴细胞膜损害或通透性改变时，血内转氨酶会升高，故临床上可根据转氨酶升高与否粗略判断患者肝功能有无损伤。

在脂肪代谢中，肝能维持体内各种脂质（包括磷脂和胆固醇）的稳定性，使之保持一定的浓度和比例。肝中脂肪的运输与脂蛋白有密切关系，而卵磷脂是合成脂蛋白的重要原料，因此，当卵磷脂不足时，可导致肝内脂肪堆积，造成脂肪肝。此外，胆固醇在胆汁中的溶解度，取决于胆盐与卵磷脂的比例，若比例失调则会产生胆固醇结石。

肝也参与各种维生素的代谢。肝内的胡萝卜素酶能将胡萝卜素转化为维生素 A，并加以储存。肝还可储存 B 族维生素、维生素 C、维生素 D、维生素 E 和维生素 K 等。

在激素代谢方面，肝对人体内的雌激素、抗利尿激素具有灭活作用，肾上腺皮质酮和醛固酮的中间代谢大部分也在肝内进行。肝硬化时，肝的灭活作用减退，人体内雌激素就会增多，从而导致患者胸前区出现像红色蜘蛛一样的皮疹,医学上称为"蜘蛛痣",还可出现"肝掌"(手掌外侧皮肤潮红)及男性乳房发育、增大等现象。抗利尿激素和醛固酮的增多,可造成人体内水钠潴留,引起患者双下肢浮肿和腹水。

(3) 解毒作用

对于人体在代谢过程中产生的毒物或外来的毒物,肝脏主要通过分解、氧化和结合等方式解除其毒性。其中参与结合方式的物质主要有葡萄糖醛酸、甘氨酸等,它们与毒物结合后可使之失去毒性,或排出体外。

(4) 吞噬或免疫作用

肝脏通过单核-吞噬细胞系统中的库普弗细胞的吞噬作用,将细菌、色素和其他碎屑从血液中除去。

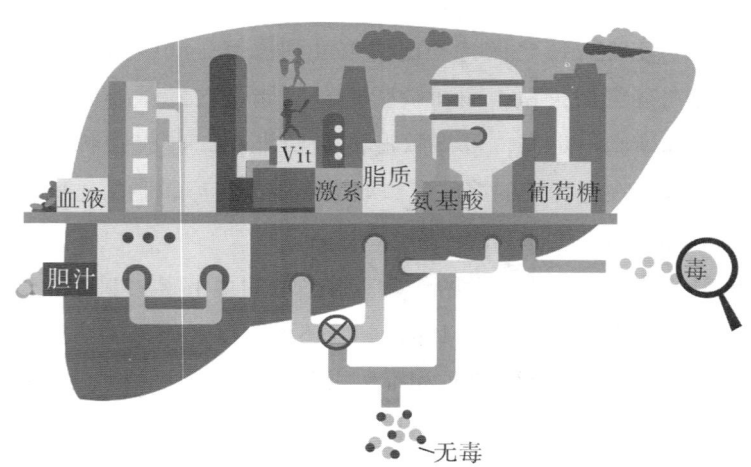

（5）造血和调节血液循环作用

肝内的铁、铜、维生素 B_{12} 和叶酸等可间接参与造血。正常情况下，肝血流量为每分钟 1 000～1 800mL，平均 1 500mL。肝储有大量血液，在人体发生急性出血时，能输出约 300mL 血液，以维持有效循环血量，而肝功能不受影响。

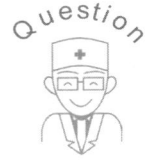

6. 切除了部分肝组织,剩余的肝脏够用吗

在临床上,笔者常听到患者及其家属提出这样的疑问:如果因为患了肝脏或胆道的恶性肿瘤而需要切除很多肝组织,那么人体剩下的肝脏还够用吗?其实,科学研究表明,正常肝脏具有非常强大的再生能力。有学者做过动物实验,切除大鼠或狗的肝脏70%～85%后,余下的肝组织仍能维持机体正常的生理功能,并在4～8周后可恢复至原来肝脏大小。人的肝脏也有很强的再生能力,临床上发现,没有发生肝硬化的肝脏,在切除75%的肝组织后,剩下的25%的正常肝组织仍能保证正常的身体功能需要,并可逐渐在一年左右恢复到原来肝脏的重量,但有病变的肝脏就另当别论了。根据笔者的临床经验，若肝脏有轻度的肝硬化，切除50%的肝组织后，患者的肝功能还是能够保持正常的；若有中度的肝硬化，那就只能耐受20%~30%的肝体积切除；如果患者有重度肝硬化，那么对其进行肝切除手术将是一件十分危险的事情，遇到这种患者，有时冒险切除一块很小的肝癌组织都可能导致患者术中出现难以控制的大出血，而且患者术后极易出现肝衰竭乃至多器官功能衰竭而危及生命。因此，在大多数的情况下，对于有非常严重的肝硬化的肝癌患者，医生在治疗时会非常小心谨慎，多数情况下，会建议这些患者首先考虑其他治疗方法，例如介入栓塞、化疗或靶向治疗、免疫治疗等，而非手术切除。

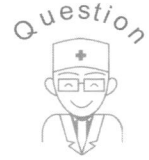

7.
肝功能不好的患者，在生活方面需要注意什么？

肝脏是人体最大的消化、解毒器官，因此，肝功能不好的患者，在生活的各个方面，特别是在食物的选择及药物的使用方面需要特别慎重。患者在日常生活中要注意：①保持乐观，切忌生气、急躁、焦虑，以免伤肝。②保持睡眠充足。③避免过度疲劳，以免增加肝脏的负荷。④过度饮酒会伤肝，应尽量避免，最好戒酒。⑤避免滥用药物，如因病情需要也必须在医生的指导下小心使用。⑥农药、化学气体、化学药剂等容易累积在肝脏中，影响健康，使用时应避免直接接触，最好戴口罩、手套。⑦注意饮食卫生，少吃生食、隔夜或不新鲜的食物。⑧适当补充对肝脏有益的食物，如韭菜、葱、胡萝卜、豆类、薏苡仁、大枣、芝麻、桑葚、牡蛎、鲈鱼、蚬、鲭鱼、瘦猪肉、猪肝、牛肝、蜂乳等。⑨避免不必要的打针、输血或针刺（文眉、针灸等），以免因器具污染而传染肝病。⑩定期做肝脏检查，肝功能异常的人需定期抽血检查肝功能，并加做 B 超检查以了解肝脏结构的变化。

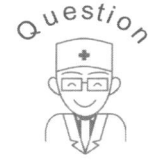

8. 常见的对肝脏有较大损害的药物有哪些？

目前常见的对肝脏有较大损害的药物有：①全身麻醉药，如氟烷、氯仿、安氟醚、甲氧氟烷、三氯乙烯、二乙烯醚等可损害肝细胞。②抗癫痫药，如三甲双酮、丙酸卡马西平、苯妥英可引起肝细胞毛细胆管型或混合型损害。③镇静催眠药，如巴比妥类的苯巴比妥、戊巴比妥钠，非巴比妥类的水合氯醛、副醛等。④抗精神病药，如氯丙嗪、丙氯拉嗪及其他吩嗪类药物，三环类抗抑郁药阿米替林。⑤解热镇痛药，如阿司匹林、非那西丁、对乙酰氨基酚、吲哚美辛、保泰松、抗炎松、水杨酸钠等。⑥利尿药，如氢氯噻嗪、环戊噻嗪、依他尼酸、氯噻酮等。⑦抗菌药物,如氟氯西林引起的肝毒性正愈来愈被人们认识,头孢菌素类药的肝毒性似乎很少见,但转氨酶一过性升高的情况也相当见。磺胺类药物与许多肝损害有关,虽然大多数病例是轻微的,但病死率高达 10%~20%。

第二部分
认识
人体的
胆道系统

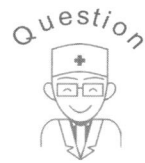

1. 人体的胆道系统结构是怎样的

胆道系统的结构在医学上可分为肝内和肝外两部分。

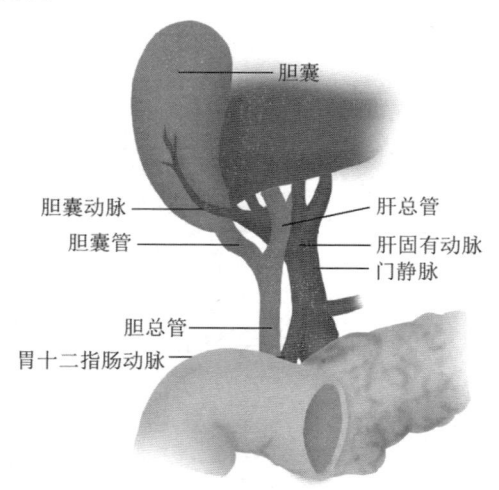

（1）肝内胆道

肝内胆道从毛细胆管开始汇集成小叶间胆管、肝段胆管、肝叶胆管和肝内左右肝管，其与肝内门静脉和肝动脉分支伴行，三者被包绕在结缔组织鞘（格利森鞘）内，如上文所述，称为格利森氏系统。

（2）肝外胆道

肝外胆道包括肝外左右肝管、肝总管、胆总管和胆囊。肝脏的左右肝管在肝门处呈Y形汇合成肝总管。左肝管稍长，约1.6cm；右肝管较短，约0.8cm。左右肝管都很细，直径约0.3cm。左肝管与肝总管交角较大，这是人体肝左叶容易生成胆管结石及产生残余结石较多的原因之一。成人肝总管长为3~4cm，直径约0.5cm。

（3）胆囊

为一囊样器官，分胆囊底、胆囊体、胆囊颈、胆囊管四部分。其大小约为8cm×3cm，容积为40~60mL。胆囊位于肝的脏面，是左右半肝分界的标志点。胆囊被一层腹膜覆盖，借疏松结缔组织与肝相连，其与肝连接部构成胆囊床。胆囊底为远端，在急性胆囊炎时易因缺血而坏死穿孔。胆囊体为胆囊的主要部分，与肝相连。胆囊颈是位于胆囊体与胆囊管之间的狭窄部分，呈漏斗状，胆结石可嵌于此处造成胆囊管梗阻，导致急慢性胆囊炎。胆囊管与肝总管和胆总管相连接。胆囊管是胆汁进入和排出胆囊的重要通道。

胆囊的血供主要来自胆囊动脉，其来自肝右动脉。胆囊动脉在胆囊三角内靠近胆囊管。胆囊淋巴引流丰富，因此胆囊发生癌变时易造成腹腔内广泛的淋巴转移。胆囊壁富含神经纤维，所以在胆囊急性发炎时患者容易出现难以忍受的右上腹绞痛。

胆囊三角是由胆囊管、肝总管和肝下缘围成的三角区。胆囊动脉和右副肝管在此三角区经过。在进行胆囊切除术时，特别是腹腔镜胆囊切除术时容易损伤肝总管或胆总管而造成严重后果。

（4）胆总管

自胆囊管与肝总管汇合点起，肝总管延续为胆总管。胆总管可分为四段：①十二指肠上段。②十二指肠后段。③胰腺段，是胰头癌侵及胆总管造成梗阻性黄疸的好发部位。④十二指肠肠壁内段，约85%的人的胆总管与主胰管汇合形成共同通路开口于十二指肠乳头，约15%的人的胆总管与主胰管分别进入十二指肠或有间隔。胆总管在十二指肠肠壁内段和壶腹部的外层有平滑肌纤维围绕，这些平滑肌在控制胆总管开口和防止胆汁反流方面起重要作用。

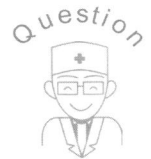

2. 人体的胆道系统有什么功能

胆道系统的主要生理功能是输送、储存和调节肝分泌的胆汁进入十二指肠。

(1) 胆汁的生成

胆汁是由肝细胞和毛细胆管一起分泌的,成人的肝脏每天可分泌 800~1 200mL 的胆汁。胆汁的分泌受神经内分泌的控制,刺激迷走神经可使胆汁分泌增加,刺激交感神经可使胆汁分泌减少。小肠分泌的促胰液素、脂肪酸和蛋白质分解产物等可使胆汁分泌增加。

(2) 胆汁的主要成分

胆汁中的成分 97% 是水,其他主要成分有胆汁酸、胆固醇和磷脂等。在肝内，胆固醇经肝内酶的作用转变合成的胆汁酸称为初级胆汁酸，即胆酸和鹅脱氧胆酸。初级胆汁酸在小肠内被细菌降解而成为次级胆汁酸，即脱氧胆酸和石胆酸。胆汁酸在胆汁的形成、胆固醇的溶解运输、胆红素的助溶、脂肪的消化、脂溶性维生素的吸收、防止胆结石的形成中均起重要作用。磷脂在溶解和运输胆固醇的生理过程中起重要作用。

（3）胆汁的功能

各种肝代谢的产物可随胆汁排泄。胆汁能乳化脂肪，刺激胰脂肪酶的分泌并激活之，水解食物中的脂肪，促进胆固醇和各种脂溶性维生素的吸收，中和胃酸，刺激肠蠕动，抑制肠道内致病菌的生长、繁殖等。所以，如果没有胆汁，人体的消化吸收功能将受到很大影响。

（4）胆固醇在胆汁中的溶解和运输

胆固醇在胆汁中是不溶的。当胆汁中胆盐的浓度较高时，胆固醇主要以微胶粒的形式存在，当胆固醇过饱和时，则从微胶粒中析出结晶，导致胆固醇结石的形成。临床上的胆囊结石大部分是胆固醇结石。

（5）胆汁中的胆红素

胆红素是胆汁的重要成分。胆红素是衰老红细胞的血红蛋白分解后生成的。与白蛋白结合的胆红素在肝细胞内进行酯化形成葡萄糖醛酸胆红素，它作为代谢产物被肝细胞排泄入胆汁中，并使胆汁呈黄色。

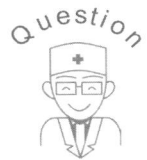

3. 胆囊有什么功能

(1) 浓缩和贮存功能

胆囊具有很强的吸收水和电解质的作用，可使肝脏每天分泌的胆汁浓缩，浓度达到原来的 5~10 倍，而容积减少 80%~90%。肝每天分泌的胆汁大部分经胆囊浓缩并贮存在胆囊内。

(2) 分泌功能

胆囊能分泌黏液性物质，其有保护胆囊黏膜的作用。胆囊每天分泌黏液约 20mL，当胆囊管阻塞后，胆囊内积存的无色透明黏液被称为白胆汁。

(3) 胆囊的收缩和排空

胆囊的收缩受体液因素和神经系统的调节。一些胃肠道激素，如小肠黏膜释放的胆囊收缩素（CCK），具有收缩胆囊和舒张胆总管下端括约肌的作用。脂肪、蛋白质、胃酸等均可刺激十二指肠分泌胆囊收缩素。餐后 90~120 分钟胆囊排空最大（达 80%~90%），胆囊收缩时可产生 2.45kPa 的内压，使胆汁排入十二指肠消化食物。

(4) 胆囊和胆总管互动的流体力学

胆道系统是个低压、低流量系统。胆道的压力决定胆汁的流向及流速。肝细胞的分泌压最高，可使毛细胆管里的胆汁向肝外胆道流出。人体在禁食的时候，胆总管下端的括约肌收缩，使胆总管内压升高，大部分肝胆汁便流向压力较低的胆囊，在胆囊内贮存并被浓缩。人在进餐时，可引起胆囊收缩并使胆总管下端的括约肌松弛，使胆汁从胆囊排至胆总管和十二指肠。任何原因造成的胆道梗阻均将引起胆道内压力增高，此种情况下，梗阻近端的胆道和胆囊会代偿性地扩张和增大以便缓解胆道高压。当胆道内压过高时，肝脏将停止胆汁的分泌，胆汁可反流入血，发生梗阻性黄疸。

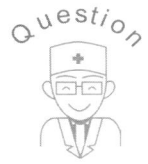

4. 切除胆囊有什么影响

临床上常有患者问:"如果我的胆囊被切除了,那我以后身上是不是就没有'胆'了?没有'胆'了,是不是胆汁也没有了?没有胆汁,那我身体的消化吸收功能会不会受到影响?"

实际上,患者的担心是不必要的,因为胆汁是由肝脏分泌的,胆囊主要是起到储存、浓缩胆汁的作用,切除了胆囊,只不过是取消了胆汁的浓缩,胆汁虽不会像原来那样在我们进食时从胆囊排出进入肠道参与食物的消化,但肝脏分泌胆汁的总量是没有减少的,在病变胆囊被切除后,胆汁是通过胆道断断续续流入肠道的,因此,人体的消化吸收功能基本不受影响。

第三部分
肝病常用的检查项目

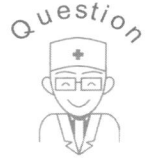

1. 肝病为什么要检查血清总蛋白、白蛋白和球蛋白？

90%以上的血清总蛋白和全部的白蛋白是由肝脏合成的，因此血清总蛋白和白蛋白含量是反映肝脏合成功能的重要指标。白蛋白是正常人体血清中的主要蛋白质组分，其在维持血液胶体渗透压、体内代谢物质转运及营养等方面起着重要作用。血清总蛋白含量减去白蛋白含量，即为球蛋白含量，球蛋白包括免疫球蛋白、补体、多种糖蛋白和多种脂蛋白。球蛋白与机体的免疫功能密切相关。

导致血清总蛋白及白蛋白降低的常见肝脏疾病有亚急性重症肝炎、慢性中度以上持续性肝炎、肝硬化、肝癌，以及缺血性肝损伤、毒素诱导性肝损伤等。白蛋白减少常伴有球蛋白增加，白蛋白含量与有功能的肝细胞数量呈正比。白蛋白持续下降，提示肝细胞坏死在进行性加重，预后不良；治疗后白蛋白上升，提示肝细胞再生，治疗有效。慢性肝脏疾病（包括自身免疫性慢性肝炎、慢性活动性肝炎、肝硬化、慢性酒精性肝病、原发性胆汁性肝硬化等）可导致球蛋白增高，球蛋白增高的程度与肝病的严重程度相关。

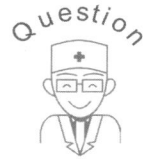

2. 如何检查血浆凝血因子？

凝血因子几乎都在肝脏中合成，凝血抑制因子也都在肝脏中合成，因此可通过检查凝血因子进行肝脏疾病早期筛查。

肝病患者常表现为血小板数量减少或功能障碍。酒精和肝炎病毒均可抑制骨髓的巨核细胞生成，引起血小板减少。肝硬化和急性暴发性肝衰竭患者，由于凝血抑制因子合成减少，激活的凝血因子清除减少，或组织促凝血酶原激酶的释放，因此可出现弥散性血管内凝血（DIC）。

在胆汁淤积患者中，由于肠道胆盐缺乏，影响肠腔对脂溶性维生素 K 的吸收，维生素 K 依赖凝血因子在维生素K缺乏时不能被激活，因此可引起凝血障碍，此时的凝血酶原时间延长可通过给予维生素K而恢复正常。

在肝脏疾病中，通常进行的凝血因子检查有以下几种。

（1） 凝血酶原时间（PT）

它反映血浆凝血因子Ⅱ、凝血因子Ⅴ、凝血因子Ⅷ、凝血因子Ⅹ的含量，参考值一般为11~14秒。在急性缺血性肝损伤及毒性肝损伤中PT的延长＞3秒，而在急性病毒性或酒精性肝炎中，PT的延长极少超过3秒；慢性肝炎患者的PT一般在正常范围内，但在进展为肝硬化后，PT会延长。PT延长是肝硬化失代偿期的特征。

（2） 活化部分凝血活酶时间（APTT）

严重肝病时，凝血因子Ⅸ、凝血因子Ⅹ、凝血因子Ⅺ、凝血因子Ⅻ合成减少，可导致APTT延长；维生素K缺乏时，凝血因子Ⅸ、凝血因子Ⅹ不能激活，APTT亦可延长。

（3） 凝血酶时间（TT）

TT延长主要反映血浆纤维蛋白原含量减少或结构异常，以及有纤维蛋白降解产物（FDP）的存在，凝血因子Ⅶ、凝血因子Ⅸ、凝血因子Ⅹ对其也有影响。肝硬化或急性暴发性肝衰竭合并弥散性血管内凝血（DIC）时，TT是一个常用的检查项目。

(4) 抗凝血酶Ⅲ (AT-Ⅲ)

AT-Ⅲ主要在肝脏合成,70%~80%的凝血酶由其灭活。严重肝病时AT-Ⅲ的活性明显降低,合并弥散性血管内凝血(DIC)时降低更显著。

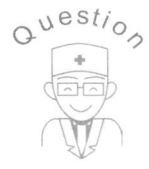

3. 肝病为什么要检查血氨？

肠道中未被吸收的氨基酸及未被消化的蛋白质在大肠杆菌作用下脱去氨基生成的氨,以及血液中的尿素渗入肠道,经大肠杆菌分解作用生成的氨经肠道吸收入血,经门静脉进入肝脏。氨对中枢神经系统有高度毒性,肝脏是唯一能解除氨毒性的器官,大部分氨在肝内代谢生成尿素,经肾脏排出体外。肝脏利用氨合成尿素,是保证血氨正常的关键,血氨正常与否可以反映肝功能是否正常。在肝硬化及暴发性肝衰竭等严重肝损害时,如果80%以上的肝组织受到破坏,氨就不能被解毒,氨就会在中枢神经系统中积聚,引起肝性脑病,患者就会出现神经系统疾病方面的症状。

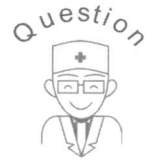

4. 如何测定肝脏的脂类代谢功能？

血清中的脂类包括胆固醇、胆固醇酯、磷脂、甘油三酯及游离脂肪酸。肝脏除合成胆固醇、脂肪酸等脂类外，还能利用食物中的脂类及由脂肪组织而来的游离脂肪酸，合成甘油三酯及磷脂等，并能合成极低密度脂蛋白、初生态高密度脂蛋白、酰基转移酶等。当肝细胞损伤时，脂类代谢会发生异常，因此检查血浆脂蛋白及脂类成分，尤其是胆固醇及胆固醇酯的改变，是测定肝脏脂类代谢功能的重要手段。

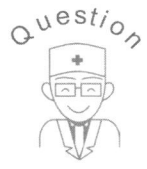

5. 肝病为什么要检查胆红素？

胆红素是血液循环中衰老红细胞在人体分解和破坏的产物。红细胞破坏释放出血红蛋白，然后代谢生成游离珠蛋白和血红素，血红素在人体进一步被催化还原为胆红素。正常人由红细胞破坏生成的胆红素占总胆红素的 80%~85%，新形成的胆红素均为游离胆红素，其在血液中与清蛋白结合形成的复合体，称为非结合胆红素。非结合胆红素不能从肾小球滤过。以清蛋白为载体的非结合胆红素随血流进入肝脏，形成结合胆红素。结合胆红素被排入胆小管，而非结合胆红素不能穿过肝细胞膜。一旦胆红素进入胆小管，便随胆汁排入肠道，在肠道细菌作用下生成尿胆素原、尿胆素和粪胆素，大部分随粪便排出体外。

红细胞破坏过多（溶血性贫血）、胆道梗阻（各型肝炎、胆管炎等）均可引起胆红素代谢障碍，临床上通过检测血清总胆红素、结合胆红素、非结合胆红素、尿内胆红素及尿胆素原，可以诊断有无溶血及判断肝胆系统在胆色素代谢中的功能状态。

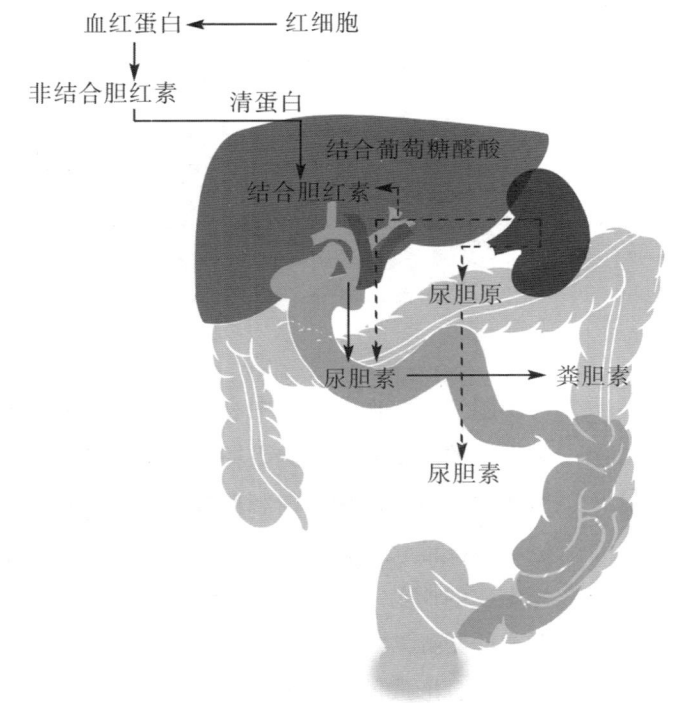

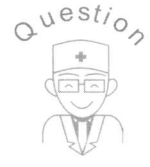

6. 如何检测肝脏的摄取、排泄功能？

肝脏有两条输出通路,即除通过肝静脉与体循环联系之外,还通过胆道系统与肠道联系。体内物质代谢的终末产物,自外界进入体内的药物、染料、毒物,或从肠道吸收来的非营养物质,以及一些肝内代谢产物,均可经过肝细胞的摄取、代谢、转运,最后随胆汁的分泌、代谢而排出体外。当肝脏功能受损及肝血流量减少时,上述物质的排泄便降低,因此外源性地给予人工色素(染料)或药物来检测肝脏的摄取与排泄功能是经常应用的肝功能检查方法之一。临床上常运用静脉注射靛氰绿来了解肝脏的摄取与排泄功能。

靛氰绿（ICG）是一种感光染料，随血液经过肝脏时，90%以上被肝细胞摄取，再以原形从胆道排泄，不经过肝脏外组织清除。其清除率主要取决于肝血流量、正常的肝细胞数量及胆道排泄的通畅程度。上述功能障碍时，ICG 在血中的滞留率就会增加。ICG 滞留率增加见于：①肝功能损害，如慢性肝炎时 ICG 滞留率在 15%~20%，慢性活动性肝炎时滞留率更高，肝硬化时平均滞留率为 35% 左右，肝炎恢复期滞留率常较早恢复正常。②胆道梗阻。

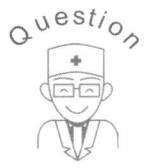

7. 血清酶检测有什么临床意义？

肝脏是人体含酶最丰富的器官，这些酶在全身物质代谢及生物转化中都起重要作用，但常用于临床诊断的有10余种。如有些酶存在于肝细胞内，当肝细胞损伤时这些酶被释放进入血流，则血清中的这些酶的活性就会升高，如谷丙转氨酶（GPT）、谷草转氨酶（GOT）、醛缩酶、乳酸脱氢酶（LDH）。有些酶由肝细胞合成，当发生肝病时，这些酶的活性就会降低，如凝血酶。凝血因子Ⅱ、凝血因子Ⅶ、凝血因子Ⅸ、凝血因子Ⅹ的合成需维生素K的参与，而维生素K在肠道的吸收依赖于胆汁中的胆汁酸盐，故当胆汁淤积时这些凝血因子就会合成不足。肝脏和某些组织合成的酶会被释放到血液中，最终随胆汁排出，当胆道梗阻时，其排泄受阻，可使血清中这些酶的活性升高，如碱性磷酸酶（ALP）、γ-谷氨酰转肽酶（γ-GT）。有些酶的活性与肝纤维组织增生有关，当肝脏发生纤维化时，血清中这些酶的活性就会增高，如单胺氧化酶（MAO）、脯氨酰羟化酶（PH）等。因此，血清中的上述酶活性的变化能反映肝脏的病理状态，对上述酶的检测是肝病的实验室检查中最常用的检测。

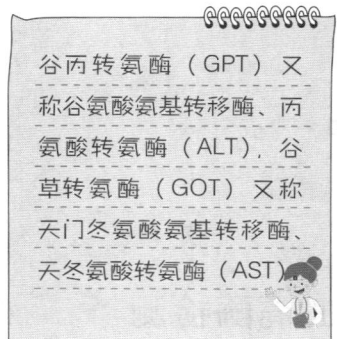

谷丙转氨酶（GPT）又称谷氨酸氨基转移酶、丙氨酸转氨酶（ALT），谷草转氨酶（GOT）又称天门冬氨酸氨基转移酶、天冬氨酸转氨酶（AST）

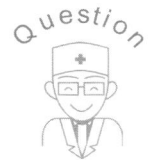

8. 肝病常用的血清肿瘤标志物有哪些？

老张是一名乙型肝炎病毒携带者，他对自己的身体状况比较在意，每年都会做两次全身体检，我每次给他开的抽血化验项目都有甲胎蛋白（AFP）、癌胚抗原（CEA）、癌抗原125（CA125）、癌抗原15-3（CA15-3）与癌抗原19-9（CA19-9）。有一次，老张非常紧张地拿着化验单来问我："我的AFP达到36ng/mL了（正常值为25ng/mL以下），我是不是得肝癌了？"我对他说，先别想得太多，应该结合各种检查结果进行综合分析，后来的分析结果是：老张只是有一点肝炎，排除了肝癌，只需要护护肝、抗抗病毒即可。肝病常用的血清肿瘤标志物有以下几种。

（1）甲胎蛋白（AFP）

AFP 是肝脏外科早期诊断原发性肝癌最敏感、最特异的指标，适用于大规模普查。如果成人 AFP 升高，则表示有患肝癌的可能。

AFP 显著升高，一般提示原发性肝癌，该病有 70%～95% 的患者 AFP 升高，越是晚期，AFP 越高，但阴性并不能排除原发性肝癌。AFP 水平可在一定程度上反应肿瘤的大小，其动态变化与病情有一定的关系，是显示治疗效果和判断预后的一项敏感指标。AFP 异常高者一般提示预后不佳，其值上升则提示病情恶化。通常手术切除肝癌后 2 个月，AFP 应降至 20ng/mL 以下，若降得不多或降而复升，提示切除不彻底或肿瘤有复发、转移的可能。在转移性肝癌中，AFP 一般低于 400ng/mL。

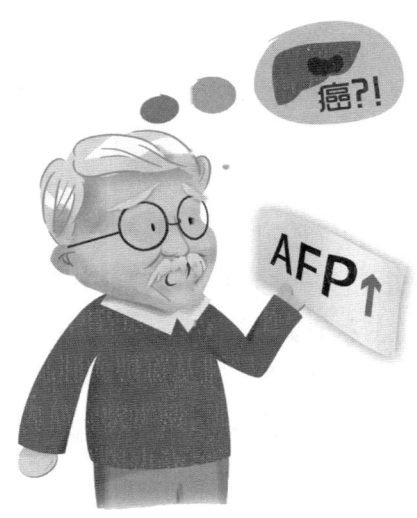

在妇产科的生殖腺胚胎癌、卵巢内胚窦癌，AFP 也会明显升高。AFP 中度升高也常见于酒精性肝硬化、急性肝炎及乙肝表面抗原（HBsAg）阳性者。某些消化道癌症也会出现 AFP 升高的现象。孕妇血清或羊水 AFP 升高提示胎儿脊柱裂、无脑症、多胎，AFP 降低（结合孕妇年龄）提示未出生的婴儿有唐氏（Down's）综合征的危险。

AFP 正常参考值：0～25ng/mL。

（2）癌胚抗原（CEA）

在正常成人的血液中 CEA 很难测出。CEA 是一种重要的肿瘤相关抗原，70%～90% 的结肠腺癌患者 CEA 高度阳性，其在其他恶性肿瘤中的阳性率为胃癌（60%～90%）、胰腺癌（70%～80%）、小肠腺癌（60%～83%）、肺癌（56%～80%）、肝癌（62%～75%）、乳腺癌（40%～68%）、泌尿系统癌（31%～46%）。胃液（胃癌）、唾液（口腔癌、鼻咽癌）及胸腹水（肺癌、肝癌）中 CEA 的阳性检测率更高，因为这些肿瘤"浸泡液"中的 CEA 比血中的 CEA 出现得更早。CEA 含量与肿瘤大小、有无转移存在一定关系，当发生肝转移时，CEA 的升高尤为明显。CEA 测定主要用于指导各种肿瘤的治疗及随访，对肿瘤患者血液或其他体液中的 CEA 浓度进行连续观察，能对病情的判断、预后及疗效观察提供重要的依据。CEA 对肿瘤术后复发的敏感度极高，可在 80% 以上的复发患者中检测到它，往往早于临床检查、病理检查及 X 线检查中复发征象的出现。

大量临床实践证实，术前或治疗前 CEA 浓度能明确预示肿瘤的状态及患者存活期、有无手术指征等。术前 CEA 浓度越低，说明病期越早，肿瘤转移、复发的可能越小，患者生存时间越长;反之,术前 CEA 浓度越高,说明病期较晚,难以切除,预后差。

在对恶性肿瘤进行手术切除时,连续测定 CEA 将有助于疗效观察。手术完全切除者,一般术后 6 周 CEA 恢复正常;术后有残留或微转移者,可见 CEA 下降,但不恢复正常;无法切除而行姑息手术者,一般 CEA 持续上升。CEA 浓度的检测也能较好地反映放疗和化疗的疗效,疗效不一定与肿瘤体积成正比,只要 CEA 浓度能随治疗而下降,就说明有效;若经治疗 CEA 浓度不变,甚至上升,则须更换治疗方案。

CEA 检测还可用于对治疗后恢复正常的患者进行长期随访,监测其是否有肿瘤的复发和转移。通常采用以下方案:术后 1 年内,每月抽血检查 1 次 CEA 水平;术后 3 年内,每 2 个月检查 1 次;术后 3~5 年,每 3 个月检查 1 次;术后 5~7 年,每半年检查 1 次;术后 7 年后,每年检查 1 次。若发现 CEA 升高,两周后再测 1 次,两次都升高则提示肿瘤复发或转移。

CEA 正常参考值:0~5ng/mL。

(3) 癌抗原 125(CA125)

CA125 是卵巢癌和子宫内膜癌的首选标志物,如果以 65U/mL 为阳性界限,Ⅲ~Ⅳ期癌变诊断准确率可达 100%。CA125 是迄今为止用于卵巢癌早期诊断、疗效观察、预后判断、监测复发及转移的最重要指标。CA125 测定结合盆腔检查可提高卵巢癌诊断的特异性。CA125 检测用于诊断输卵管癌、子宫内膜癌、宫颈癌、乳腺癌和间皮细胞癌的准确率也很高,良性病变阳性率仅为 2%。CA125 升高是女性生殖系肿瘤复发的信号。

动态观察血清 CA125 浓度有助于卵巢癌的预后评价和治疗

控制，经治疗后，CA125可明显下降，若不能恢复至正常范围，应考虑有残存肿瘤的可能。95%的残存肿瘤患者的血清CA125浓度大于35U/mL。当卵巢癌复发时，在临床确诊前几个月便可出现CA125增高，卵巢癌发生转移的患者血清中CA125更明显高于正常参考值。

各种恶性肿瘤引起的腹水中也可见CA125升高。CA125升高还可见于多种妇科良性疾病，如卵巢囊肿、子宫内膜病、宫颈炎、子宫肌瘤。此外，CA125升高也可见于胃肠道癌、肝硬化、肝炎等。

CA125正常参考值：0.1~35U/mL。

（4）癌抗原15-3（CA15-3）

CA15-3是乳腺癌最重要的特异性标志物。30%~50%的乳腺癌患者CA15-3明显升高，其含量的变化与治疗效果密切相关，故也是乳腺癌患者监测术后复发、观察疗效的最佳指标。CA15-3动态测定有助于Ⅱ期和Ⅲ期乳腺癌患者治疗后复发的早期发现，当CA15-3大于100U/mL时，可认为有转移性病变。

肺癌、胃肠道癌、卵巢癌及宫颈癌患者的血清CA15-3也可升高，应予以鉴别，特别要排除部分妊娠引起的CA15-3含量升高。

CA15-3正常参考值：0.1~25U/mL。

（5）癌抗原19-9（CA19-9）

CA19-9是胰腺癌、胃癌、结直肠癌、胆管癌及胆囊癌的相关标志物，大量研究证明CA19-9浓度与这些肿瘤大小有关，是至今报道的对胰腺癌敏感性最高的标志物。胰腺癌患者中

85%~95%的CA19-9为阳性，CA19-9的测定有助于胰腺癌的鉴别诊断和病情监测。当CA19-9小于1 000U/mL时，有一定的手术意义，肿瘤切除后CA19-9浓度会下降，如再上升，则表示可能有复发。CA19-9在胰腺癌转移的诊断中也有较高的阳性率，当血清CA19-9水平高于10 000U/mL时，几乎均存在胰腺癌外周转移。CA19-9在胃癌、结直肠癌、胆囊癌、胆管癌、肝癌中的阳性率也很高，若同时检测癌胚抗原（CEA）和甲胎蛋白（AFP）可进一步提高相关肿瘤的检出率。

在消化系统的多种良性病变和炎症病变中，如胰腺炎、轻微的胆汁淤积和黄疸，CA19-9浓度也可增高，但往往呈一过性，而且其浓度多低于120U/mL，必须加以鉴别。

CA19-9正常参考值：0.1~27U/mL。

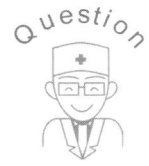

9. 肝病常用的影像学检查方法有哪些？

肝病患者入院后常需要做一系列的影像学检查，这样才能明确诊断和拟订治疗方案。那么，对于肝脏及胆道系统，常用的影像学检查方法有哪些呢？

（1）X线检查

腹部平片对肝脏及胆道系统疾病的诊断价值是很有限的，仅在少数患者的胆结石含钙率较高时，可见肝胆区不透光结石影。胆道积气影可提示有胆道与肠道内瘘。部分胆囊或整个胆囊不透光，称为瓷胆囊。

(2) 超声检查

彩色多普勒超声检查（简称彩色超声或彩超）可诊断病灶大小为1.0cm以上的肝癌、肝血管瘤、肝囊肿、肝脓肿等肝脏疾病，结合超声造影可进一步提高对病变的确诊率；对于胆道系统，可诊断胆囊结石、胆囊息肉样病变、急慢性胆囊炎及胆囊癌等病变，诊断准确率可达95%以上。通过超声探查肝内外胆道有无扩张，可判定胆道梗阻部位及原因，诊断准确率也较高。胆囊结石的典型声像为强回声团伴声影、随体位改变可移动，因此超声检查对胆囊结石有先天的诊断优势。息肉或肿瘤在B超下则显示强回声、无声影、不移动。

超声检查具有无创、简便易行、可多次重复检查、价格适中、诊断准确率高等优点，已在临床上得到广泛推广应用。术中B超检查可进一步提高肝病的确诊率，特别是能够发现肝脏深部的占位性病变。由于进食会导致胆囊排空，所以进行胆囊的B超检查时患者一定要空腹，否则会导致胆囊疾病的误诊或漏诊。

超声检查的缺点：虽然超声用途广泛，但存在显像不稳定的缺陷，主要原因为B超的分辨率会随着身体深度的增加而下降，瘦小的患者可获得较佳的影像，如患者较肥胖，则清晰度会受到影响；胃肠道气体可限制胆总管下端显像，因此对于胆管扩张的患者，往往需要加做磁共振（MR）检查。同时，超声检查的结果在很大程度上依赖于操作者的经验，一名经验丰富的B超医生可以获得有价值的检查结果，反之则不然。

(3) 腹部CT

腹部CT检查是评估肝脏的主要影像学技术，可确定肝脏病变的性质与位置，同时也可为恶性肿瘤患者的治疗提供重要依据，如确定肿瘤大小、淋巴浸润情况、肿瘤扩散程度等等。在胆道系统方面则可显示肝胆系统不同水平、不同层面的图像。腹部CT在诊断结石方面不如超声，但能提供胆管扩张的范围、结石梗阻的部位等。螺旋CT胆道成像在胆道疾病的诊断中具有重要价值。

（4）磁共振（MR）检查

MR在诊断肝脏病变方面的水平类似CT，单用MR诊断胆道系统疾病无特异性。磁共振胰胆管造影（MRCP）可显示整个胆道系统的影像，在诊断先天性胆管囊状扩张症及梗阻性黄疸等方面具有特别重要的价值，具有无创、胆道成像完整等优点。虽然对于大多数人来说，MR检查是安全的，但以下是MR检查的禁忌证：安装有心脏起搏器，植入神经刺激器，有不明成分的颅内动脉瘤夹，眼球内装有金属部件，近期植入血管内支架，妊娠。另外，MR检查的时间较长，检查过程中患者耳边会听到嘈杂的噪音，年老及患有幽闭恐惧症的患者可能难以耐受，这些患者只能进行CT检查。

（5）经皮经肝胆道造影（PTC）和经皮经肝胆道引流（PTBD）

PTC是用细针在X线或超声介导下，穿刺扩张的肝内胆道并注入造影剂，以显示梗阻近端胆道，判断梗阻的部位和原因。此方法为有创性，当胆道内压增高时，PTC后可发生胆汁漏、腹膜炎，故近年来已不常使用。PTBD是在PTC基础上，借助导丝向扩张的肝内胆道置入导管减压并引流，既可达到诊断目的，又可术前减黄，对不能手术的梗阻性黄疸患者来说还是一种治疗措施。

（6）内镜逆行胰胆管造影（ERCP）

借助内镜可观察十二指肠有无占位性病变，插管后注入造影剂使胆道和胰管显影，可显示梗阻的部位和病因。也可经内镜进行括约肌切开，或向胆道内插入支架管以便引流胆汁、术前减黄或作为恶性肿瘤所致梗阻性黄疸的非手术治疗手段。该方法的缺点：在少数病例，这种治疗方法可诱发胆管炎或胰腺炎。ERCP的成功率受操作者技术水平等因素影响。近年来，ERCP的诊断作用大部分被磁共振胰胆管造影（MRCP）所替代。

（7）胆道镜检查

应用胆道镜可在术中或术后直接观察胆道系统。术中可观察胆道有无狭窄或肿瘤、有无残余结石，或用胆道镜和网篮取出胆道内结石。术后如有残余结石可将胆道镜经T形管瘘道送入胆道内，观察并取出残余结石。

（8）术中或术后胆道造影

胆道手术中，包括腹腔镜手术，经胆囊管置管注入造影剂直接造影，可清楚地显示肝内外胆道，了解胆道内病变，以便决定是否需要探查。术后可经T形管注入造影剂造影，以判定胆道有无残余结石或狭窄。

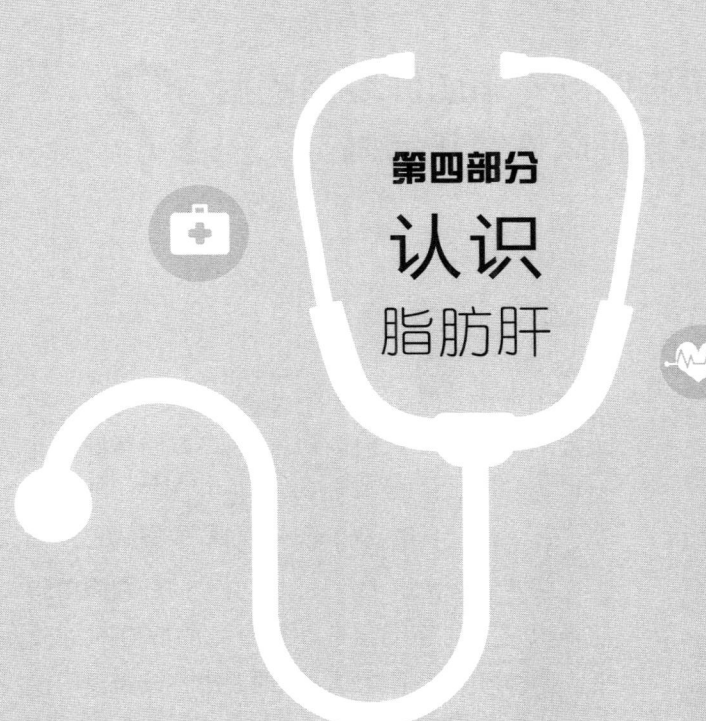

第四部分 认识脂肪肝

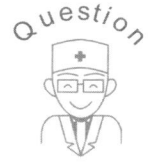

1. 什么是脂肪肝？脂肪肝经治疗后肝脏形态可以恢复正常吗

小张比较胖，平常喜欢暴饮暴食，还酗酒，最近单位体检，B超检查发现他患有脂肪肝，抽血检查肝功能显示他的转氨酶也升高了，他着急了，急急忙忙打电话问我：脂肪肝要紧吗？

脂肪肝是指由于各种原因引起的肝细胞内脂肪堆积过多的病变，是一种常见的肝脏病理改变。脂肪肝正严重威胁国人的健康，成为我国仅次于病毒性肝炎的第二大肝病，发病率不断升高，且发病年龄日趋年轻化。正常人肝组织中含有少量的脂肪，如甘油三酯、磷脂、糖脂和胆固醇等，其重量为肝重量的3%～5%，如果肝内脂肪蓄积太多，超过肝重量的5%，或在组织学上50%以上的肝细胞有脂肪变性,就可称为脂肪肝。其临床表现轻者无症状,重者病情凶猛。一般而言,脂肪肝是可逆的,早期诊断并及时治疗后肝脏常可恢复正常。

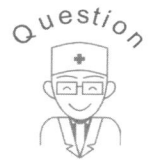

2. 造成脂肪肝的原因是什么

肝脏是机体脂质代谢的中心器官，肝内脂肪主要来源于食物和外周脂肪组织，导致脂质在肝细胞内沉积的代谢异常机制还没有完全搞清楚，目前认为脂肪肝的形成与以下因素有关。

（1）肥胖

肝内脂肪堆积的程度与体重成正比。30%～50%的肥胖症合并有脂肪肝，重度肥胖者脂肪肝病变率高达61%～94%。肥胖者体重得到控制后，其肝脏的脂肪浸润亦会减少或消失。

（2）酒精

长期大量饮酒可导致酒精性肝脏疾病，本病

初期通常表现为脂肪肝，长期嗜酒者行肝穿刺活检，75%~95%有脂肪浸润。还有研究发现，每天饮酒80~160g，酒精性脂肪肝的发生率可增长5~25倍。酒精性脂肪肝可发展成酒精性肝炎、酒精性肝纤维化和酒精性肝硬化。严重酗酒可诱发广泛肝细胞坏死甚或肝衰竭。

（3）快速减肥

禁食、过分节食或其他快速减轻体重的措施可导致脂肪的分解在短期内大量增加，消耗肝内谷胱甘肽（GSH），使肝内丙二醛和脂质过氧化物大量增加，损伤肝细胞，造成脂肪肝。

（4）营养不良

营养不良导致蛋白质缺乏是引起脂肪肝的重要原因，多见于摄食不足或消化障碍，不能合成载脂蛋白，以致甘油三酯积存于肝内，形成脂肪肝。

（5）糖尿病

糖尿病患者中约50%可发生脂肪肝，其中以成年患者为多。因为成年后患糖尿病者有50%~80%是肥胖者，其血浆胰岛素水平与血浆脂肪酸增高，脂肪肝既与肥胖程度有关，又与进食脂肪或糖过多有关。

（6）药物

某些药物或化学毒物可通过抑制蛋白质的合成而致脂肪肝，如四环素、肾上腺皮质激素、嘌呤霉素、环己胺、依米丁，以及砷、铅、银、汞等。降脂药也可通过干扰脂蛋白的代谢而导致脂肪肝。

(7) 妊娠

妊娠期脂肪肝多在第一胎妊娠 34~40 周时发病，若为急性发病，则病情严重，预后不佳，母婴死亡率分别达 80% 与 70%。

(8) 其他

发生结核病、细菌性肺炎及败血症时也可出现脂肪肝。病毒性肝炎患者若过分限制活动，加上摄入高糖、高热量饮食，肝细胞中的脂肪易发生堆积；接受皮质激素治疗后，脂肪肝更容易发生。还有所谓胃肠外高营养性脂肪肝、中毒性脂肪肝、遗传性疾病引起的脂肪肝等。

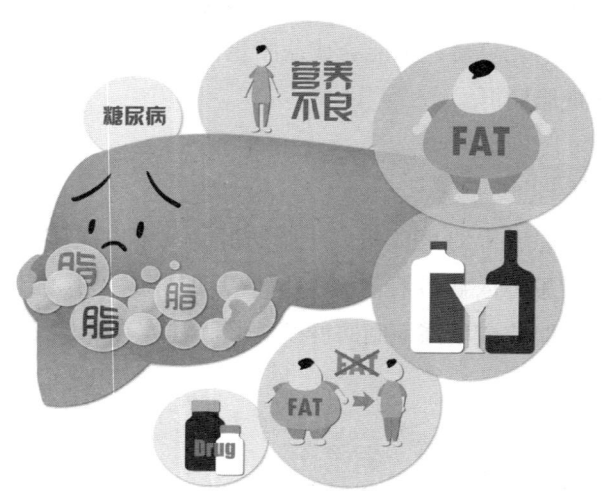

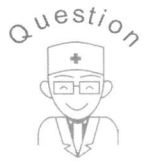

3. 脂肪肝如何分型

脂肪肝一般分为酒精性脂肪肝和非酒精性脂肪肝两大类。根据脂肪变性在肝脏累及的范围，又可分为轻度、中度、重度三型，通常脂肪占肝脏重量的 5%～10% 为轻度脂肪肝，占 10%～25% 为中度脂肪肝，超过 25% 为重度脂肪肝。酒精性脂肪肝根据病情严重程度还可分为酒精性肝炎、酒精性肝纤维化和酒精性肝硬化三种。

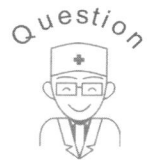

4. 脂肪肝有什么临床表现?

脂肪肝的临床表现多样,轻度脂肪肝多无临床症状,患者多于体检时偶然发现。疲乏感是脂肪肝患者最常见的自觉症状,但与肝脏组织学损伤的严重程度无相关性。中、重度脂肪肝有类似慢性肝炎的表现,可有食欲不振、疲倦乏力、恶心、呕吐、肝区或右上腹隐痛等。

在极少部分患者,当肝内脂肪沉积过多时,可使肝被膜膨胀、肝韧带牵拉,而引起右上腹剧烈疼痛或压痛、发热、白细胞计数增多,可误诊为急腹症而行剖腹手术。此外,脂肪肝患者也常有舌炎、口角炎、皮肤瘀斑、四肢麻木、四肢感觉异常等末梢神经炎的改变。少数患者也可有消化道出血、牙龈出血、鼻出血等。重度脂肪肝患者因严重的肝功能受损，可有腹腔积液、下肢水肿、电解质紊乱，以及低钠、低钾血症等晚期肝病表现。脂肪肝表现多样，遇有诊断困难时，可做肝活检确诊。

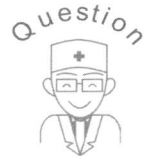

5. 脂肪肝的检查方法有哪些？

(1) 体征检查

30%～100%的脂肪肝患者存在肥胖，医生可发现患者的肝脏轻度肿大，可有触痛，质地稍韧、边缘钝、表面光滑，少数患者可有脾脏肿大和肝掌。进展至肝硬化时，患者可出现黄疸、双下肢水肿、扑翼样震颤及门静脉高压体征，严重者可并发急性肝衰竭。

(2) 实验室检查

轻度脂肪肝，肝功能基本正常。中、重度脂肪肝，可表现为谷丙转氨酶（GPT）、谷草转氨酶（GOT）轻中度升高，达正常上限的 2~5 倍。一般肥胖性脂肪肝 GPT 高于 GOT，而酒精性脂肪肝 GOT 高于 GPT。半数患者碱性磷酸酶（ALP）和 γ-谷氨酰转肽酶（GGT）可升高 2~3 倍。80% 以上的患者血清胆碱酯酶升高。血清胆红素可异常。

（3）影像学检查

B 超对脂肪肝的检出比较灵敏，主要依据肝血管的清晰度、超声衰减程度等对脂肪肝进行分级诊断，现已作为脂肪肝的首选诊断方法，并广泛用于人群脂肪肝发病率的流行病学调查。B 超检查是诊断脂肪肝重要而实用的手段，其诊断脂肪肝的准确率高达 70%~80%。但 B 超不能确定肝功能受损的程度，也很难发现早期肝硬化。

CT 平扫可见肝密度（CT 值）普遍降低，低于脾、肾和肝内血管，严重脂肪肝 CT 值可变为负值，肝/脾 CT 值比值可用于衡量脂肪肝严重程度。CT 诊断脂肪肝的敏感性低于 B 超，但特异性优于 B 超。

磁共振检查主要用于 B 超及 CT 检查诊断困难者，特别是局灶性脂肪肝难以与肝脏肿瘤鉴别时。

（4）肝组织病理检查

临床上现已很少使用，因其为有创检查。但是肝穿刺能对非酒精性脂肪肝进行临床病理分型，一般提倡在 B 超的引导下进行肝穿刺，以提高穿刺准确性，最大限度地减少肝脏损伤。

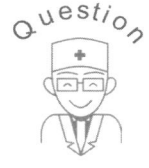

6. 脂肪肝的临床诊断分哪两种

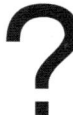

通过病史及各种相关检查,特别是B超检查,不难诊断脂肪肝。临床上,脂肪肝的诊断一般分为非酒精性脂肪肝和酒精性脂肪肝。

非酒精性脂肪肝的诊断标准:①无饮酒史,或饮酒折合酒精量,男性每周<140g,女性每周<70g。②排除病毒性肝炎、药物性肝病、全胃肠外营养、肝豆状核变性等可导致脂肪肝的特定疾病。③除原发疾病临床表现外,尚有乏力、消化不良、肝区隐痛、肝脾大等非特异性症状及体征。④可有超重/内脏性肥胖、空腹血糖增高、血脂紊乱、高血压等代谢综合征。⑤血清转氨酶和谷氨酰转肽酶水平可有轻至中度增高,通常以

谷丙转氨酶升高为主。⑥肝脏影像学表现符合弥漫性脂肪肝的影像学诊断标准。⑦肝活检组织学改变符合脂肪肝的病理学诊断标准。

凡具备上述第①~⑤项和第⑥项或第⑦项中任何一项者即可诊断为非酒精性脂肪肝。

酒精性脂肪肝的诊断标准：长期大量饮酒是诊断酒精性脂肪肝的必备条件。一般饮酒史超过5年，折合酒精量，男性≥40g/天，女性≥20g/天，或2周内有大量饮酒史，折合酒精量＞80g/天。结合患者的临床症状、实验室检查结果、肝脏B超或CT检查，有典型表现者可作出诊断。

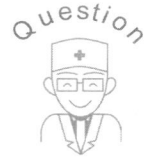

7. 脂肪肝会有哪些并发症？

酒精性脂肪肝常并发有酒精中毒的其他表现，如酒精依赖、胰腺炎、周围神经炎、贫血舌炎、酒精性肝炎、肝硬化等。营养过剩型脂肪肝可并发肥胖症、糖尿病、高脂血症、高血压、冠状动脉粥样硬化性心脏病（简称冠心病）、痛风、胆石症等。营养不良性脂肪肝常与慢性消耗性疾病并存，如结核病、溃疡性结肠炎等。急性妊娠期脂肪肝常并发肾衰竭、低血糖、胰腺炎、败血症、弥散性血管内凝血（DIC）等。重度脂肪肝患者可进展为肝硬化，出现腹腔积液和下肢水肿，还可有蜘蛛痣，男性乳房发育、睾丸萎缩、阳痿，女性闭经、不孕等。

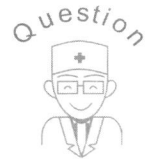

8. 患了脂肪肝应该如何治疗？

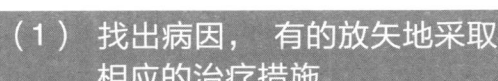

（1）找出病因，有的放矢地采取相应的治疗措施

长期大量饮酒者应戒酒，戒酒是治疗酒精性肝病的关键，如仅为酒精性脂肪肝，戒酒 4～6 周后脂肪肝可停止进展，最终可恢复正常；营养过剩、肥胖患者应严格控制饮食，使体重恢复正常；有脂肪肝的糖尿病患者应积极有效地控制血糖；营养不良性脂肪肝患者应适当增加营养，特别是蛋白质和维生素的摄入。总之，去除病因才有利于治愈脂肪肝。

（2）调整饮食结构

提倡高蛋白质、高维生素、低糖、低脂肪饮食。不吃或少吃动物性脂肪、甜食（包括含糖饮料）。多吃青菜、水果及其他富含纤维素的食物，以及高蛋白质的瘦肉、鱼、豆制品等，不吃零食，睡前不加餐。适当补硒能让肝脏中谷胱甘肽过氧化物酶的活性达到正常水平，起到养肝护肝的作用。

（3）适当增加运动和减肥

运动和减肥可促进体内脂肪消耗，改善胰岛素抵抗，是治疗与肥胖相关的脂肪肝的最佳措施。应主要选择有氧运动，比如慢跑、快走、骑自行车、上下楼梯、打羽毛球、跳绳和游泳等，以运动时脉搏为100~160次/分钟，持续20~30分钟，运动后疲劳感于20分钟内消失为宜。运动锻炼要足量、持之以恒。但要注意过快减重会加重肝损害，所以应在减肥过程中监测体重及肝功能。

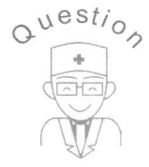

9. 患了脂肪肝可以用药物治好吗？

到目前为止，尚无防治脂肪肝的特效药物。研究发现，降血脂药会驱使血脂更集中地在肝脏进行代谢，常导致肝细胞的进一步损害。一般认为降血脂药只用于血脂升高明显的患者，用药过程中应注意对肝功能的监测。

其他西药常选用能保护肝细胞、抗氧化的对症药物，如维生素B、维生素C、维生素E、卵磷脂、熊去氧胆酸、水飞蓟素、肌苷、辅酶A、还原型谷胱甘肽、牛磺酸、肉毒碱乳清酸盐等。也可用丹参、山楂、决明子、泽泻等中药治疗。

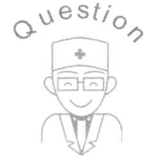

10. 脂肪肝可以预防吗

脂肪肝是可以预防的。主要应采取以下措施：

合理膳食：每天三餐要调配合理，做到粗细搭配、营养平衡，摄入足量的蛋白质能清除肝内脂肪。应禁酒戒烟，少吃过于油腻的食物，控制脂肪的摄入量，尤其要避免动物性脂肪的摄入。

适当运动：应每天坚持体育锻炼，可视自己的体质选择适宜的运动项目，如慢跑、打乒乓球和羽毛球等。要从小运动量开始循序渐进，逐步达到适当的运动量，以加强体内脂肪的消耗。

慎用药物：任何药物进入体内都要经过肝脏解毒，因此在选用药物时要慎重，谨防药物的毒副作用，特别是对肝脏有损害的药物更不应该用。

保持心情开朗：不暴怒，少气恼，注意劳逸结合也是相当重要的。

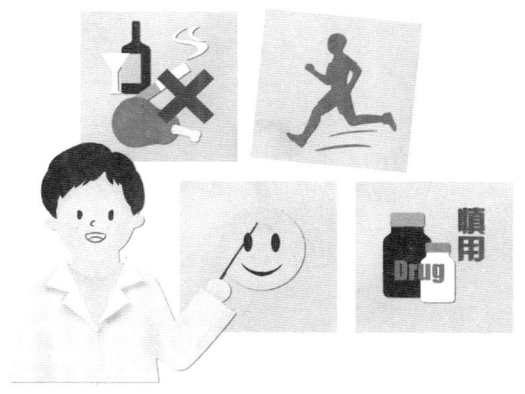

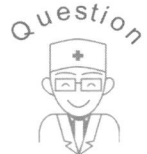

11. 脂肪肝的预后如何

单纯性脂肪肝经积极治疗，可完全恢复。近年国内外对脂肪肝的研究显示，部分脂肪肝可发展为肝硬化，并认为脂肪肝是仅次于酒精性肝炎和病毒性肝炎导致肝硬化的第三大病因。因此早期发现、积极治疗脂肪肝是预防脂肪性肝硬化的根本措施，脂肪肝一旦发展为肝硬化则其预后较差。

第五部分 认识肝硬化

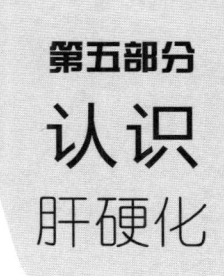

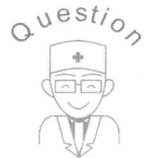

1. 什么是肝硬化？

老邓是一名乙型肝炎病毒引起的肝硬化患者,他是商人,平时喝酒应酬比较多,生活与工作作息也没有规律,我多次劝他戒酒他也不听。有一天晚上,他酗酒后在餐桌上突然呕吐了大量鲜血,同事赶紧把他送到医院。老邓来的时候血压、脉搏还算稳定,急诊医生给他紧急做了CT,CT的诊断结果为:"肝硬化、脾大、门静脉高压。"收入病房后不久,在积极治疗的同时,老邓又出现了一次大呕血,量约800mL,这时,老邓的血压已经比较低了,为了挽救他的生命,紧急给他做了"脾脏切除联合门奇断流术"。术后老邓虽然消化道没有再出血了,但是肝功能出现了衰竭，除了全身变黄、小便少外，腹腔还出现了大量腹水，双下肢浮肿。后来经过3个多月的精心治疗，老邓才转危为安，最终痊愈出院。

肝硬化是各种慢性肝病发展的晚期阶段。病理上以肝脏内弥漫性纤维化、再生结节和假小叶形成为特征。临床上，肝硬化起病隐匿，病程发展缓慢，晚期以肝功能减退和门静脉高压为主要表现，常出现多种并发症。肝硬化是常见病，世界范围内每年每10万人中约有100人发病，发病高峰年龄在35~50岁，男性多见，出现并发症时死亡率高。

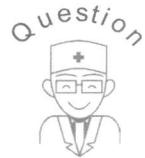

2. 肝硬化的病因有哪些

肝硬化的病因很多，总的来说，在我国以病毒性肝炎为主，在欧美国家以酗酒导致的慢性酒精中毒为主。

病毒性肝炎：我国60%~80%的肝硬化为乙型、丙型和丁型肝炎病毒感染所致，通常经过慢性肝炎阶段演变而来，急性或亚急性肝炎如有大量肝细胞坏死和肝纤维化可以直接演变为肝硬化，乙型、丙型或丁型肝炎病毒的重叠感染可加速肝硬化的演变。甲型和戊型病毒性肝炎是不会发展为肝硬化的。

慢性酒精中毒：我国约有15%的肝硬化为慢性酒精中毒所致，这一数字近年来有上升趋势。长期大量饮酒（一般指每天摄入酒精饮料换算成纯酒精80g达10年以上）后，酒精及其代谢产物（乙醛）的毒性作用可引起酒精性肝炎，继而可发展为肝硬化。

非酒精性脂肪肝：随着生活条件的改善、肥胖人群的增加，非酒精性脂肪肝的发病率日益升高。研究表明，约有20%的非酒精性脂肪肝可发展为肝硬化，70%的不明原因肝硬化可能由非酒精性脂肪肝引起。

胆汁淤积：持续肝内胆汁淤积或肝外胆道阻塞时，高浓度胆酸和胆红素可损伤肝细胞，引起原发性胆汁性肝硬化或继发性胆汁性肝硬化。

肝静脉回流受阻：慢性充血性心力衰竭、缩窄性心包炎、肝静脉阻塞综合征、肝小静脉闭塞病等可引起肝脏长期瘀血缺氧，导致肝硬化。

遗传代谢性疾病：先天性酶缺陷疾病可使某些物质不能被正常代谢而沉积在肝脏，如铜沉积（肝豆状核变性）、铁沉积（血色病）、异常的抗胰蛋白酶沉积（抗胰蛋白酶缺乏症）等，使肝组织受损，导致肝硬化。

工业毒物或药物：长期接触四氯化碳、磷、砷等，或服用双醋酚汀、甲基多巴、异烟肼等，可引起中毒性或药物性肝炎而演变为肝硬化；因治疗的需要长期服用氨甲蝶呤也可引起肝纤维化而发展为肝硬化。

免疫性因素：自身免疫性肝炎可演变为肝硬化。

血吸虫病：血吸虫卵沉积于肝的汇管区，可引起纤维组织增生，导致窦前性门静脉高压，演变为肝硬化。但由于此种肝硬化的再生结节不明显，故严格来说应称之为血吸虫性肝纤维化。

其他因素：有5%～10%的肝硬化病因不明，称为隐源性肝硬化。

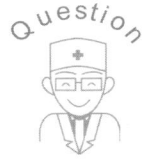

3. 肝硬化的发病机制是怎样的？

肝硬化的基本发病机制是：各种致病因素导致肝细胞损伤，发生变性坏死，进而肝细胞再生、纤维结缔组织增生，肝纤维化形成，最终发展为肝硬化。其病理演变过程包括以下4个方面：①致病因素的作用使肝细胞发生广泛的变性坏死、肝小叶的纤维支架塌陷。②残存的肝细胞不沿原支架排列再生，而是形成不规则结节状的肝细胞团（再生结节）。③各种细胞因子促进纤维化的产生，并自汇管区与汇管区之间或汇管区与肝小叶中央静脉之间延伸扩展，形成纤维间隔。④增生的纤维组织使汇管区与汇管区或汇管区与肝小叶中央静脉之间的纤维间隔相互连接，包绕再生结节或将残留肝小叶重新分割，改建成为假小叶，形成肝硬化典型形态改变。

上述病理改变可造成血管床缩小、闭塞和扭曲，血管受到再生结节挤压，肝内门静脉、肝静脉和肝动脉三者分支之间失去正常关系，并且出现交通吻合支等。肝脏血循环紊乱是形成肝硬化门静脉高压的病理基础，且会加重肝细胞缺血缺氧，促进肝硬化病变的进一步发展。

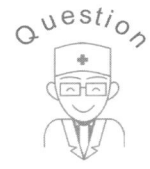

4. 肝硬化时，肝脏的结构会发生怎样的改变

在大体形态上，肝脏在肝硬化早期肿大，晚期明显缩小，质地变硬，外观呈棕黄色或灰褐色，表面有弥漫性大小不等的结节和塌陷区。切面见肝正常结构被圆形或近圆形的岛屿状结节代替，结节周围有灰白色的结缔组织间隔包绕。在组织学上，正常肝小叶结构被假小叶所代替。假小叶由再生肝细胞结节和/或残存肝小叶构成，内含两三个中央静脉或一个偏在边缘部的中央静脉。假小叶内肝细胞有不同程度的变性甚至坏死。汇管区因结缔组织增生而增宽，其中可见程度不等的炎症细胞浸润，并有小胆管样结构（假胆管）。

根据结节形态，可将肝硬化分为 3 型：①小结节性肝硬化，结节大小相仿，直径小于 3mm。②大结节性肝硬化，结节大小不等，一般平均大于 3mm，最大结节直径可达 5cm 以上，这些结节在临床上有时难以同肝癌相鉴别。③大小结节混合性肝硬化，肝内同时存在大结节和小结节两种病理形态。

肝硬化时其他器官亦可有相应病理改变。脾可因长期瘀血而肿大，并可见脾髓增生和大量结缔组织形成。胃黏膜可见充血、水肿、糜烂，胃黏膜呈马赛克或蛇皮样改变时称为门静脉高压性胃病。睾丸、卵巢、肾上腺皮质、甲状腺等常有萎缩和退行性变。

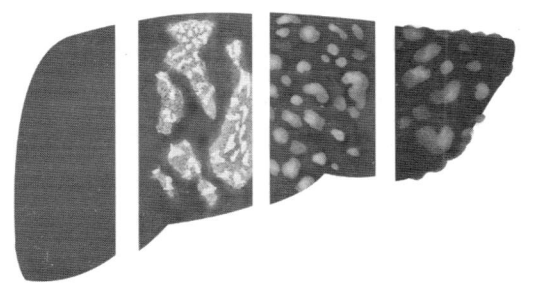

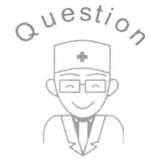

5. 肝硬化会给人体带来哪些严重后果？

肝功能减退（失代偿）和门静脉高压是肝硬化发展的两大后果，临床上患者表现为由此而引起的多系统、多器官受累，进一步发展可产生一系列并发症。主要有门静脉高压、脾大和腹水形成。

（1）门静脉高压

门静脉压随门静脉血流量和门静脉阻力增加而升高。肝纤维化及再生结节对肝血窦及肝静脉的压迫导致门静脉阻力升高是门静脉高压的起始动因。肝硬化时因肝功能减退及各种因素导致多种血管活性因子失调，形成心输出量增加、外周血管阻力降低的高动力循环状态,此时内脏充血进而导致门静脉血流量增加,这是维持和加重门静脉高压的重要因素。门静脉高压分为窦前性、窦性、窦后性三大类,以窦性最常见。

门静脉高压造成的主要后果是门-体侧支循环开放。门静脉系统与腔静脉之间存在许多交通支,门静脉高压时,门静脉回流受阻导致这些交通支开放。主要表现为:①食管-胃底静脉曲张。形成原因是门静脉系统的胃左、胃短静脉与腔静脉系的奇静

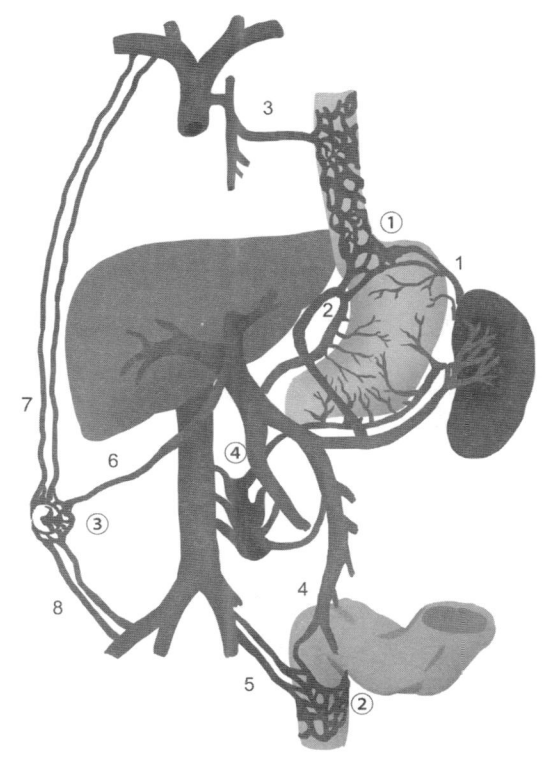

1.胃短静脉;2.胃冠状静脉;3.奇静脉;4.脐上静脉;
5.直肠下静脉、肛管静脉;6.脐旁静脉;7.腹上深静脉;
8.腹下深静脉。①胃底、食管下段交通支;②直肠下段、肛管交静脉;③前腹壁交通支;④腹膜后交通支

脉之间食管和胃底黏膜下的静脉开放。门静脉高压导致的食管－胃底静脉曲张和/或门静脉高压性胃病是肝硬化并发上消化道出血的重要原因。②腹壁静脉曲张。门静脉高压时脐静脉重新开放，并通过腹壁静脉进入腔静脉，从而形成腹壁静脉曲张。③痔静脉扩张。原因为门静脉系统的直肠上静脉与下腔静脉系统的直肠中、下静脉交通，可扩张为痔核。

此外，肝与膈、脾与肾韧带、腹部器官与腹膜后组织间的静脉，也可形成侧支相互连接从而形成临床上少见的异位静脉曲张。侧支循环开放不仅可引起消化道出血，而且可因大量门静脉血流不经肝脏直接流入体循环，而致肠内吸收的有毒物质不经肝脏解毒进入体循环，这是导致肝性脑病发病的重要因素。

（2）脾大

脾脏因长期瘀血而肿大，可发生脾功能亢进，表现为外周血白细胞、红细胞和血小板减少。

（3）腹水形成

腹水形成的原因主要有：①门静脉压力升高。门静脉高压时肝血窦压升高，造成肝脏淋巴液生成增加，淋巴液从肝包膜直接漏入腹腔而形成腹水。门静脉压增高时内脏血管床静水压增高，促使液体进入组织间隙，这也是腹水成因之一。②血浆胶体渗透压下降。肝功能降低，则合成白蛋白能力下降，从而导致低蛋白血症，血浆胶体渗透压下降，致血管内液体进入组织间隙，在腹腔形成腹水。③肝硬化时机体呈高动力循环状态，此时内脏动脉扩张，大量血液滞留于扩张的血管内，导致有效循环血容量下降（腹水形成后循环血容量进一步下降），从而激活交感神经系统、肾素-血管紧张素-醛固酮系统等，导致肾小球滤过率下降及水钠重吸收增加，发生水钠潴留，形成腹水。④其他因素。如心房钠尿肽相对不足及机体对其敏感性下降、抗利尿素分泌增加可能与腹水形成有关。

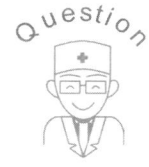

6. 肝硬化有哪些临床表现？

肝硬化起病隐匿，病程发展缓慢，可隐伏数年至 10 年以上，但少数患者可因短期内大片肝细胞坏死（例如发生重症肝炎的患者）而在数月后发展为肝硬化。肝硬化早期患者可以没有症状或症状轻微，称为代偿期肝硬化。当出现腹水或并发症时，临床上称为失代偿期肝硬化。

代偿期肝硬化症状轻而且没有特异性，可有乏力、胃口差、腹胀等。患者营养状况一般，医生检查时可摸到肿大的肝脏，肝脏在这时是比较硬的，还可摸到肿大的脾脏。患者抽血检查，肝功能可正常或仅有轻度酶学异常。此期肝硬化常在体检或手术中被偶然发现。

如果患者发生了失代偿期肝硬化，则其临床表现就非常明显了，可发生一系列的并发症。

（1）症状

全身症状：乏力为早期症状，其程度可自轻度疲倦至严重乏力。体重下降往往随着肝硬化的病情进展而逐渐明显。少数患者有不规则低热，这与肝细胞坏死有关，但需与合并感染及肝癌相鉴别。

消化道症状：以胃口差为常见，患者可有恶心，偶有呕吐。腹胀也很常见，这与胃肠积气、腹水和肝脾大有关，腹水很多时，腹胀是患者最难忍受的症状。腹泻往往表现为营养物质难以吸收，特别是对脂肪和蛋白质耐受差，患者稍进油腻肉食就很容易发生腹泻。部分患者有腹痛，多为肝区隐痛，当出现明显腹痛时则可能有肝癌、原发性腹膜炎、消化性溃疡等情况发生。

有出血倾向：可有牙龈、鼻腔出血，皮肤上有紫癜，女性患者月经量过多，发生这些症状的原因主要与肝脏合成凝血因子减少及脾功能亢进致血小板减少有关。

与内分泌紊乱有关的症状：男性可有性功能减退、乳房发育，女性可发生闭经、不孕。肝硬化患者糖尿病发病率会增加，而当肝功能严重减退时又易出现低血糖的表现。

门静脉高压症状：如食管-胃底静脉曲张破裂而致上消化道出血时，可表现为呕血及拉黑色大便；脾功能亢进可导致血中的红细胞、白细胞及血小板减少，患者因贫血而出现皮肤苍白；发生腹水时腹胀更为突出。

（2）体征

医生检查时可发现患者面色黝黑而没有光泽。晚期患者消瘦、肌肉萎缩。皮肤可见蜘蛛痣、肝掌，男性乳房发育。腹壁静脉以脐为中心显露至曲张，严重者脐周静脉突起呈水母形状。出现黄疸（即患者眼睛巩膜和皮肤发黄）说明肝功能已明显减退，黄疸呈持续性或进行性加深提示预后不良。腹水伴或不伴下肢水肿是失代偿期肝硬化最常见体征，部分患者可伴胸积液，以右侧多见。

肝脏早期肿大可触及，质硬而边缘钝；后期缩小，肋下常摸不到。有半数患者医生在检查时可触及其肿大的脾脏，常为中度肿大，少数重度肿大。

各型肝硬化起病方式与临床表现并不完全相同，如大结节性肝硬化起病较急、进展较快，门静脉高压相对较轻，但肝功能损害则比较严重；血吸虫病性肝纤维化的临床表现则以门静脉高压为主，巨脾多见，黄疸、蜘蛛痣、肝掌少见，肝功能损害较轻，肝功能检查多基本正常。

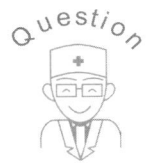

7. 肝硬化有什么特殊的并发症？

（1）食管－胃底静脉曲张破裂出血

此为肝硬化门静脉高压时最常见的并发症。就如上面所说的老邓那样，患者可突然发生呕血和/或排黑色大便，常为大量出血，可引起出血性休克，诱发肝性脑病。在血压稳定、出血暂停时进行胃镜检查可以确诊。部分肝硬化患者出现上消化道大出血是由于其他原因，比如消化性溃疡、门静脉高压性胃病。

（2）自发性腹膜炎

肝硬化患者免疫功能比较低下，常并发感

染，如呼吸道感染、胃肠道感染、泌尿道感染等。有腹水的患者常并发自发性腹膜炎，自发性腹膜炎指的是在无任何邻近组织炎症的情况下发生的腹膜和/或腹水的细菌性感染，是肝硬化常见的一种严重的并发症，其发病率很高。致病菌主要是来自肠道的细菌。临床表现为发热、腹痛、短期内腹水迅速增加，体检发现轻重不等的全腹压痛和腹膜刺激征。血常规检查白细胞升高。部分患者上述临床表现不典型，而表现为肝功能迅速恶化，发生低血压或休克，甚至肝性脑病。

（3）肝性脑病

肝性脑病是肝硬化最严重的并发症，也是最常见的死亡原因。在门静脉高压时，肝门静脉与腔静脉间因为有侧支循环存在，所以大量门静脉血绕过肝脏，没有经过肝脏解毒而流入体循环，这是肝性脑病发生的主要机制。肝性脑病主要表现为性格行为失常、意识障碍、昏迷。慢性肝性脑病患者多合并有血氨升高。

（4）电解质和酸碱平衡紊乱

肝硬化患者常见的电解质和酸碱平衡紊乱有：①低钠血症，长期钠摄入不足、长期利尿或大量放腹水可导致钠丢失，抗利尿激素增多可致水潴留超过钠潴留（稀释性低钠）。②低钾低氯血症，钾的摄入不足、患者呕吐腹泻、长期应用利尿剂或高渗葡萄糖液、继发性醛固酮增多等，均可促使或加重血钾和血氯降低。低钾低氯血症可导致代谢性碱中毒，并诱发肝性脑病。③酸碱平衡紊乱，肝硬化时可发生各种酸碱平衡紊乱，其中最常见的是呼吸性碱中毒或代谢性碱中毒，其次是呼吸性碱中毒合并代谢性碱中毒。

（5）原发性肝细胞癌

肝硬化特别是病毒性肝炎肝硬化和酒精性肝硬化发生肝细胞癌的危险性明显增高。当患者出现肝区疼痛、肝大、血性腹水、无法解释的发热时需要考虑此病，血清甲胎蛋白升高及B超提示肝占位性病变时应高度怀疑，CT可确诊。必要时行肝动脉造影检查。所以对于肝癌高危人群（35岁以上，乙型肝炎或丙型肝炎病史＞5年，有肝癌家族史，来自肝癌高发区）应定期做甲胎蛋白和B超筛查，争取早期诊断、早期治疗。持续甲胎蛋白定量高于正常而未达肝癌诊断标准的患者，应定期在门诊随访。

（6）肝肾综合征

肝肾综合征是指发生在严重肝病基础上的肾衰竭，但肾脏本身并无器质性损害，故又称功能性肾衰竭。主要见于伴有腹水的晚期肝硬化或急性肝衰竭患者。发病机制主要是全身血流动力学的改变，表现为内脏血管床扩张，心输出量相对不足和有效血容量不足，肾素-血管紧张素-醛固酮系统和交感神经系统被进一步激活，最终导致肾皮质血管强烈收缩、肾小球滤过率下降。临床表现为自发性少尿或无尿、氮质血症、血肌酐升高、稀释性低钠血症、低尿钠。

（7）肝肺综合征

肝肺综合征是指发生在严重肝病基础上的低氧血症，主要与肺内血管扩张相关而无心肺疾病基础。临床特征为严重肝病、肺内血管扩张、低氧血症/肺泡-动脉氧梯度增加的三联征。发病的关键是肺内血管扩张，特别是肺内前毛细血管和毛细血管扩张，毛细血管、小静脉、小动脉壁增厚等，导致通气/血流比例失调、氧弥散受限及肺内动静脉分流，最终引起低氧血症。

（8）门静脉血栓形成

该并发症并不少见。如果血栓形成缓慢，则可无明显的临床症状。如发生门静脉急性完全阻塞，可出现剧烈腹痛、腹胀、血便、休克，脾脏迅速增大和腹水迅速增加。

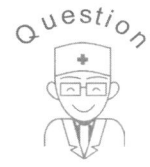

8. 肝硬化时患者的检查有何特别表现?

血常规:初期多正常,以后可有轻重不等的贫血表现。有感染时白细胞升高,但因合并脾功能亢进,而脾功能亢进时白细胞、红细胞和血小板计数会减少,所以需要将检查结果与自身过去白细胞水平相比较。

尿常规:一般正常,有黄疸时可出现胆红素,并有尿胆原增加。

大便常规:消化道出血时可出现肉眼可见的黑便。门静脉高压性胃病引起的慢性出血,粪隐血试验阳性。

肝功能试验:在肝硬化代偿期,肝功能各项指标大多正常或仅有轻度的酶学异常,但在失代偿期则普遍异常。①血清酶学转氨酶升高与肝脏炎症、坏死相关，一般为轻度至中度升高，以谷丙转氨酶（GPT）升高较明显，肝细胞严重坏死时则谷草转氨酶（GOT）升高更明显。谷氨酰转肽酶（GGT）及碱性磷酸酶（ALP）也可有轻度至中度升高。②蛋白代谢血清白蛋白下降、球蛋白升高，白蛋白/球蛋白（A/G）倒置，血清蛋白电泳显示以球蛋白增加为主。③凝血酶原时间不同程度延长，且不能为注射维生素K所纠正。④在肝脏储备功能明显下降时会出现总胆红素升高，结合胆红素及非结合胆红素均升高，但仍以结合胆红素升高为主。⑤总胆固醇特别是胆固醇酯下降。

定量肝功能试验：如吲哚菁绿（ICG）清除试验，可定量评价肝脏储备功能，主要用于评估手术风险。

血清免疫学检查：①乙型、丙型、丁型病毒性肝炎血清标记物检查有助于分析肝硬化病因。②甲胎蛋白（AFP）明显升高提示合并原发性肝细胞癌。但肝细胞严重坏死时AFP亦可升高，此时往往伴有转氨酶明显升高，且AFP随转氨酶下降而下降。③自身免疫性肝炎引起的肝硬化可检出相应的自身抗体。

影像学检查：①X线检查示食管静脉曲张时，行食管吞钡X线检查可见虫蚀样或蚯蚓状充盈缺损，纵行黏膜皱襞增宽，胃底静脉曲张时胃肠钡餐检查可见菊花瓣样充盈缺损。②腹部B超检查可提示肝硬化，但不能作为确诊依据，而且约1/3的肝硬化患者超声检查无异常。B超常示肝脏表面不光滑、肝叶比例失调（右叶萎缩、左叶及尾叶增大）、肝实质回声不均匀等肝硬化图像，以及脾大、门静脉扩张等门静脉高压图像，还能检出体检难以检出的少量腹水。B超可检出原发性癌，是肝硬化是否合并原发性肝癌的重要初筛检查。彩色多普勒超声检查（彩超）可间接了解门静脉血流动力学情况。③CT和磁共振对肝硬化的诊断价值与B超相似,但对肝硬化合并原发性肝癌的诊断价值则高于B超,当B超筛查怀疑合并原发性肝癌时常需CT进一步检查,诊断仍有疑问者,可配合磁共振检查,综合分析判断。

内镜检查:可确定有无食管-胃底静脉曲张,其阳性率较钡餐X线检查为高。内镜检查尚可了解静脉曲张的程度,并对其出血的风险性进行评估。食管-胃底静脉曲张是诊断门静脉高压的最可靠指标。在并发上消化道出血时,患者行急诊胃镜检查可判明出血部位和病因,并进行止血治疗。

肝活体组织检查:简称肝活检,具确诊价值,尤适用于代偿期肝硬化的早期诊断、肝硬化结节与小肝癌鉴别及鉴别诊断有困难的其他情况。

腹腔镜检查:能直接观察肝、脾等腹腔脏器及组织,并可在直视下取活检,对诊断有困难者有价值。

腹水检查:新近出现腹水者,或原有腹水迅速增加原因未明者及疑似合并自发性腹膜炎者应做腹腔穿刺,抽腹水做常规检查、细菌培养及细胞学检查。无合并自发性腹膜炎患者的肝硬化腹水为漏出液性质;合并自发性腹膜炎时则为渗出液,表现为腹水白细胞增高、细菌培养阳性。腹水呈血性应高度怀疑癌变,细胞学检查有助于诊断。

门静脉压力测定:经颈静脉插管可测定肝静脉楔入压与游离压,二者之差为肝静脉压力梯度(HVPG),可反映门静脉压力,正常多小于5mmHg,大于10mmHg则为门静脉高压。

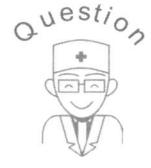

9. 临床医生是如何诊断肝硬化的？

失代偿期肝硬化容易诊断，医生可根据以下几点做出判断：①患者有病毒性肝炎，或有长期大量饮酒等可导致肝硬化的有关病史。②有肝功能减退和门静脉高压的临床表现。③肝功能试验有血清白蛋白下降、血清胆红素升高及凝血酶原时间延长等。④患者的B超或CT提示肝硬化，内镜检查发现食管－胃底静脉曲张。肝活检见假小叶形成是诊断本病的金标准。

对代偿期肝硬化的临床诊断常有困难，对于慢性病毒性肝炎患者、长期大量饮酒者，需长期密切随诊，如发现他们的肝硬度增加，或有脾大，或肝功能异常，B超检查显示肝实质回声不均等,应注意早期肝硬化,必要时肝活检可获确诊。

医生对肝硬化患者的完整诊断包括患者的病因、病期、病理和并发症,如"乙型肝炎肝硬化(失代偿期),大结节性,合并食管静脉曲张破裂出血"的诊断。同时,还要对患者肝脏储备功能进行评估,肝脏储备功能评估不但有助于预后估计,且对治疗方案的选择具有重要意义,临床常用蔡氏(Child – Pugh)分级来评估,A、B、C级分别代表肝脏储备功能好、中等、差。

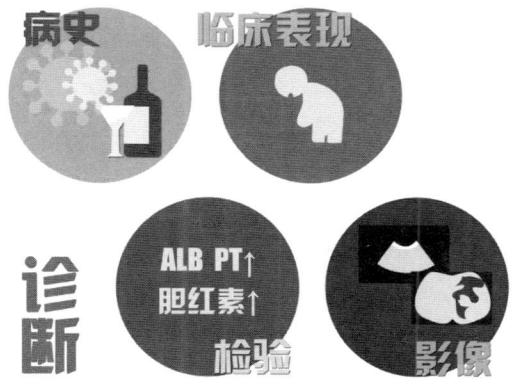

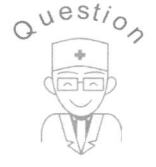

10. 如何治疗肝硬化？

肝硬化目前尚无特效治疗方法，关键在于早期诊断，针对病因给予相应处理，阻止肝硬化进一步发展，后期积极防治并发症，如果到了终末期那就只能依赖于肝移植了。

（1）一般治疗

代偿期患者宜适当减少活动、避免劳累、保证休息，失代偿期患者尤其是出现并发症的患者需要卧床休息。患者宜进食高热量、高蛋白（合并肝性脑病时则需要限制蛋白质）和维生素丰富而易消化的食物。盐和水的摄入视病情调整。患者应禁酒，且不能用对肝有损害的药物。

有食管静脉曲张的患者应避免进食粗糙、坚硬的食物。病情重、进食少、营养状况差的患者，可通过静脉纠正水电解质失衡，适当补充营养，视情况输注白蛋白或血浆。

（2）抗纤维化治疗

目前尚无对抗纤维化有肯定作用的药物。事实上，治疗原发病，以防止起始病因所致的肝脏炎症坏死，可在一定程度上起到防止肝纤维化发展的作用。对病毒复制活跃的病毒性肝炎肝硬化患者可服用抗病毒药物治疗。

乙型肝炎肝硬化：①肝功能较好、无并发症的乙型肝炎肝硬化患者，治疗目标是延缓和降低肝功能失代偿和肝细胞癌（HCC）的发生。可应用拉米夫定、阿德福韦酯和干扰素治疗。其中阿德福韦酯对出现乙型肝炎病毒变异后病情加重的患者有较好效果。干扰素因有导致肝功能失代偿的可能，故应十分慎重，如有必要，宜从小剂量开始，根据耐受情况逐渐增加到治疗剂量。②肝功能失代偿的乙型肝炎肝硬化患者，治疗目标是通过抑制病毒复制，改善肝功能，以延缓或减少肝移植的需求，抗病毒治疗只能延缓疾病进展，不能改变终末期肝硬化的最终结局。干扰素可导致肝衰竭，因此，肝功能失代偿患者禁止使用。对于病毒复制活跃和处于炎症活动期的失代偿期肝硬化患者，可使用拉米夫定治疗，以改善肝功能，但不可随意停药。一旦发生耐药变异，应及时加用其他能治疗耐药变异病毒的核苷类似物。

丙型肝炎肝硬化：积极抗病毒治疗可以减轻肝损害，延缓肝硬化的发展。①代偿期肝硬化（Child-Pugh A 级）患者，治疗目标是使病情稳定，延缓或阻止肝衰竭和肝细胞癌（HCC）等并发症的发生，可在严密观察下给予抗病毒治疗，包括长效干扰素联合利巴韦林治疗、普通干扰素联合利巴韦林治疗。不能耐受利巴韦林不良反应者可单用普通干扰素、复合干扰素或聚乙二醇干扰素（PEG-IFN）。②失代偿期肝硬化患者多难以耐受干扰素治疗的不良反应，有条件者应行肝移植。

中医药治疗肝硬化历史悠久，一般常用活血化瘀药，可按病情辨证施治。

（3）腹水的治疗

治疗腹水不但可减轻自身症状，而且可防止在腹水基础上发展出一系列并发症，如自发性腹膜炎、肝肾综合征等。

限制钠和水的摄入：钠摄入量限制在每天食盐 1.5~2g。限钠饮食和卧床休息是腹水的基础治疗，部分轻度、中度腹水患者经此治疗可发生自发性利尿，腹水消退。应用利尿剂时，可适当放宽钠摄入量。有稀释性低钠血症（血清钠 <125mmol/L）者，应同时限制水的摄入，摄入水量在每天 500~1 000mL。

利尿：对上述基础治疗无效或腹水量较大的患者，应使用利尿剂。临床常用的利尿剂为螺内酯和呋塞米。前者为储钾利尿剂，单独长期大量使用可发生高钾血症；后者为排钾利尿剂，单独应用需同时补钾。两药合用既可加强疗效，又可减少不良反应。理想的利尿效果为每天体重减轻 0.3~0.5kg（无水肿者）或 0.8~1kg（有下肢水肿者）。过猛的利尿会导致水电解质紊乱，严重者会诱发肝性脑病和肝肾综合征，因此，使用利尿剂时应监测体重变化及血生化。

提高血浆胶体渗透压：对于低蛋白血症患者，可每周定期输注白蛋白或血浆，通过提高血浆胶体渗透压，促进腹水消退。

（4）难治性腹水的治疗

难治性腹水是指使用最大剂量利尿剂而腹水仍无减退者。对于利尿剂使用虽未达最大剂量，腹水减退但反复发生肝性脑病、低钠血症、高钾血症或氮质血症者也视为难治性腹水。此类患者对利尿剂反应差或不耐受，需辅以其他方法治疗。判定为难治性腹水前，应首先排除其他因素对利尿剂疗效的影响并予纠正，如水钠摄入限制不够、严重的水电解质紊乱（如低钾、低钠血症）、肾毒性药物的使用、肾损害、原发性肝癌、门静脉血栓形成等。难治性腹水患者发生肝肾综合征的危险性很高，应予积极治疗。

大量排放腹水加输注白蛋白：可在 1~2 小时内排放腹水 4~6L，同时输注白蛋白，每升腹水输 8~10g，然后继续使用适量利尿剂，如此反复进行。此法对大量腹水患者，疗效比单纯加大利尿剂剂量要好，对部分难治性腹水患者有效。但应注意不宜用于有严重凝血障碍、肝性脑病、上消化道出血患者。

自身腹水浓缩回输：将抽出的腹水经浓缩处理（超滤或透析）后，再经静脉回输，可起到清除腹水、保留蛋白、增加有效血容量的作用，对难治性腹水有一定疗效。此法也可减少输注白蛋白的费用。但使用该法前必须对腹水进行常规细菌培养和内毒素检查，感染性或癌性腹水不能回输。不良反应包括发热、感染、弥散性血管内凝血（DIC）等。

经颈静脉肝内门体分流术：此法是在肝内的门静脉分支与肝静脉分支间建立分流通道，以有效降低门静脉压，可用于治疗门静脉压增高明显的难治性腹水，但易诱发肝性脑病，故不宜作为治疗的首选。

肝移植：难治性腹水是肝移植优先考虑的适应证。

（5）并发症的治疗

食管-胃底静脉曲张破裂出血：①预防首次出血。β受体阻滞剂普萘洛尔是最佳选择之一，普萘洛尔治疗的目的是降低肝静脉压力梯度。如果普萘洛尔无效或患者不能耐受或有禁忌证，可以考虑采取内镜下食管曲张静脉套扎术或硬化剂注射治疗。②治疗急性出血。急性出血的死亡率高，急救措施包括防治失血性休克、积极止血、预防感染和肝性脑病等。③预防再次出血。在首次出血后，70%的患者会再次出血，且死亡率高，因此，在急性出血控制后，应采取措施预防再出血。可在内镜下对曲张静脉进行套扎。如果无条件套扎，可以使用硬化剂注射。胃底静脉曲张宜采用组织胶注射治疗，也可根据设备条件和医生经验联合使用内镜治疗。没有条件的地方可采用药物预防再出血，首选药物为普萘洛尔，该药通过收缩内脏血管，可降低门静脉压力。普萘洛尔合用5-单硝酸异山梨酯能更好地降低门静脉压力。

自发性腹膜炎：自发性腹膜炎常可迅速加重肝损害，诱发肝肾综合征、肝性脑病等，故应立足于早诊、早治。①抗生素治疗：应选择对肠道革兰氏阴性菌有效、在腹水中浓度高、肾毒性小的广谱抗生素，以头孢噻肟等第三代头孢菌素为首选，可联合半合成广谱青霉素与β-内酰胺酶抑制药的混合物，如舒他西林、替门汀等和/或喹诺酮类药物，静脉给药，要足量、足疗程。一般用药48小时后复查腹水常规，如中性粒细胞减少一半以上可认为抗生素有效，继续用药至腹水中白细胞恢复正常数天后停药。②静脉输注白蛋白：研究证明，输注白蛋白可降低肝肾综合征的发生率并提高生存率。③肾损害的预防：急性曲张静脉出血或腹水蛋白低于1g/L为发生肾损害高危因素，宜予喹诺酮类药物。

肝性脑病：治疗原则是去除肝性脑病发作的诱因，保护肝脏功能免受进一步损伤，治疗氨中毒并调节神经递质。特别要慎用镇静药及损伤肝功能的药物。镇静药、催眠药、镇痛药及麻醉剂可诱发肝性脑病，在肝硬化特别是有严重肝功能减退者应尽量避免使用，同时要预防和控制感染，预防并及早治疗上消化道出血，保持机体的水电解质平衡。

肝肾综合征：积极防治肝肾综合征的诱发因素，如感染、上消化道出血、水电解质紊乱、大剂量使用利尿剂等，以及避免使用肾毒性药物，是预防肝肾综合征发生的重要措施。合并自发性腹膜炎的肝硬化患者肝肾综合征的发生率明显升高，而除积极抗感染外，及早输注足量白蛋白可降低肝肾综合征发生率、提高患者生存率。肝移植是唯一能使患者长期存活的疗法。

下列措施有可能改善肝肾综合征，为肝移植赢取时间，且可减少术后并发症：①使用血管活性药物加输注白蛋白：特利加压素加输注白蛋白对1型肝肾综合征的疗效已证实，也有报道奥曲肽与米多君合用加输注白蛋白有一定疗效。②经颈静脉肝内门体静脉分流术（TIPS）：有报道称TIPS可促进肝肾综合征患者肾功能的恢复和难治性腹水的消退，并可提高1型肝肾综合征患者的生存率。

肝肺综合征：目前无有效内科治疗方法，给氧只能暂时改善症状但不能改变自然病程。肝移植为唯一治疗选择。

（6）门静脉高压的手术治疗

手术治疗的目的主要是切断或减少曲张静脉的血流来源、降低门静脉压力和消除脾功能亢进,一般用于食管－胃底静脉曲张破裂大出血各种治疗无效而危及生命者,或食管－胃底静脉曲张破裂大出血后用于预防再出血特别是伴有严重脾功能亢进者。有各种断流、分流术和脾切除术等,手术预后与慎重选择病例和手术时机密切相关。在无黄疸或腹水、肝功能损害较轻者,手术预后较好;大出血时急诊手术、机体一般状况差、肝功能损害严重者,手术预后差,死亡率高。

(7) 肝移植

肝移植是治疗晚期肝硬化的最佳选择,掌握手术时机及尽可能充分做好术前准备可提高手术存活率。

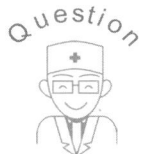

11. 肝硬化的预后怎么样？

肝硬化的预后与病因、肝功能代偿程度及并发症有关。酒精性肝硬化、胆汁性肝硬化及肝瘀血等引起的肝硬化，病因如能在肝硬化未进展至失代偿期前予以消除，则病变可趋静止，预后比病毒性肝炎肝硬化和隐源性肝硬化好。肝功能的分级与预后密切相关，A级最好，C级最差。肝硬化患者的死亡原因常为肝性脑病、肝肾综合征、食管-胃底静脉曲张破裂出血等并发症。目前肝移植的开展已明显改善了肝硬化患者的预后。

第六部分
认识
原发性
肝癌

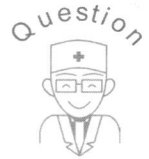

1. 原发性肝癌在我国有什么特点？

张先生50多岁，是乙型肝炎病毒携带者，但他一直没有去医院检查。最近他时常感到右上腹持续性痛，胃口也差了，感觉肚子也胀了。入院前三天，他突然感到腹痛加剧，伴有头晕、大汗淋漓，人都站不稳。家人急忙把他送到医院，做CT检查发现他右肝有巨大占位，考虑肝癌破裂出血，急诊做了肝癌切除术，并输了很多的血，才挽救了他的生命。

原发性肝癌（简称肝癌）是我国最常见的恶性肿瘤之一，年死亡率高达20.40/10万人，在我国居第二位，既往被称为"癌中之王"。肝癌在我国有地理分布特点：东南地区高于西北地区，沿海高于内陆。肝癌可发生在任何年龄，男性比女性多见，男女比例为（5~11）:1。发病年龄与发病率有关，我国肝癌的高发年龄为40~50岁。

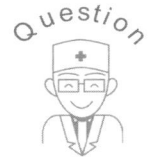

2. 肝癌的病因有哪些?

肝癌的病因迄今尚未完全清楚，目前认为可能与以下因素有关。

(1) 肝硬化

肝癌合并肝硬化的发生率比较高，我国为53.9%～85.0%，肝癌中以肝细胞癌合并肝硬化的发生率最高（占64.1%～94%），而胆管细胞癌很少或不合并肝硬化（占0%～33.3%）。目前认为肝硬化发展成肝癌的过程大致如下：肝细胞变性坏死后，间质结缔组织增生，纤维间隔形成，残留肝细胞结节状再生（假小叶）。在反复肝细胞损害和增生的过程中，增生的肝细胞可能发生癌变，损害越重，增生越明显，癌变的机会也就越高。

（2）病毒性肝炎

肝癌患者常有急性肝炎—慢性肝炎—肝硬化—肝癌的病史，提示肝炎与肝癌可能存在因果关系。研究表明，病毒性肝炎与肝癌有关系的是乙型肝炎、丙型肝炎和丁型肝炎。我国肝癌患者中约90%有乙型肝炎背景。

（3）曲霉毒素

主要是黄曲霉毒素。流行病学调查发现，肝癌相对高发地区粮食被黄曲霉菌及其毒素污染的程度高于其他地区。采集肝癌高发区居民常用的含黄曲霉毒素的玉米、花生等饲养动物能诱发肝癌。

（4）其他

亚硝胺是一类强烈的化学致癌物质，能在很多动物中引起肝癌，因此应该少吃腌制食物。肝癌发病与农作物中硒的含量有一定关系。此外寄生虫、营养、饮酒、遗传等与肝癌的关系也在研究之中。

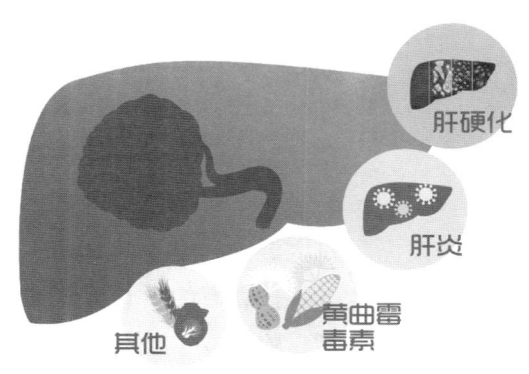

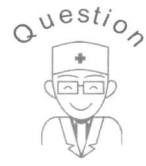

3. 肝癌的分类有哪些？

按照病理形态来分，肝癌可分为巨块型、结节型和弥漫型。

按照肿瘤大小来分，肝癌可分为小肝癌（直径＜5cm）和大肝癌（直径≥5cm）。由于诊断和治疗技术的不断提高，现又提出新的分类方法：微小肝癌（直径＜2cm），小肝癌（2cm≤直径＜5cm），大肝癌（5cm≤直径＜10cm），巨大肝癌（直径≥10cm）。

按肿瘤的生长方式来分，肝癌可分为浸润型、膨胀型、浸润膨胀混合型和弥漫型。

按组织学类型来分，肝癌可分为肝细胞癌、胆管细胞癌和肝细胞与胆管细胞混合型肝癌。其中肝细胞癌最多见，占91.5%；其次为胆管细胞癌，占5.5%；混合型肝癌最少见，只占3.0%。

根据癌细胞的分化程度，肝癌可分为四级：Ⅰ级为高度分化，Ⅱ级、Ⅲ级为中度分化，Ⅳ级为低度分化。

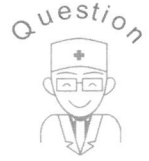

4. 肝癌容易发生转移吗

肝细胞癌极易发生转移，其在发展过程中很容易侵犯门静脉分支，形成门静脉癌栓，因此，容易发生肝内转移。肝癌也可以通过血液和淋巴途径向肝外的肺、骨、肾、肾上腺及脑等处转移，或直接侵犯膈肌及胸腔细胞，如癌细胞脱落进入腹腔，则可发生腹膜转移。

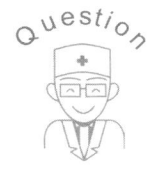

5.
肝癌早期有什么症状

肝癌早期无任何症状！如果肝癌患者出现症状则意味着肝癌已经不是早期！

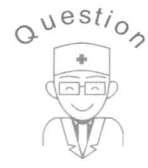

6. 中晚期肝癌患者的临床表现有哪些

肝区疼痛：疼痛多为持续性隐痛、胀痛或刺痛，夜间或劳累后加重。如肝病患者的肝区疼痛转为持续性，且逐渐加重，虽经休息或治疗仍不见好转，则应提高警惕。引起疼痛的原因系癌肿迅速生长使肝包膜紧张所致。肝区疼痛部位与病变部位有密切相关。肿瘤位于右肝，可表现为右上腹和右季肋部疼痛；肿瘤位于左肝，常表现为上腹痛，患者常误认为是"胃痛"，导致误诊误治；肿瘤位于膈顶靠后，痛可放射至肩部或腰背部而可能被误认为是背部疾病。如突然发生剧烈腹痛并伴腹膜刺激征甚至出现休克，则可能为肝癌破裂，这时应紧急就医，否则患者将有生命危险。门静脉或肝静脉有癌栓时,常有腹胀、腹泻、顽固性腹水、黄疸等。

消化道症状:有食欲减退、腹胀、恶心、呕吐、腹泻等,这些症状缺乏特异性,易被患者忽视或误认为其他疾病。

乏力、消瘦:早期常不明显,随着病情发展而日益加重,体重也日渐下降;晚期患者则呈恶病质。

发热:多为37.5~38℃,个别可高达39℃以上。其特点是用抗生素往往无效,而内服消炎痛常可退热。发热的原理可能与癌组织出血坏死、毒素被吸收或癌肿压迫胆管发生胆管炎有关。

其他伴随表现:有低血糖、红细胞增多症、高血钙和高胆固醇血症等。

体征:①肝大,为中晚期肝癌最常见的体征。表现为肝脏不对称性肿大,表面有明显结节,质硬有压痛,可随呼吸上下移

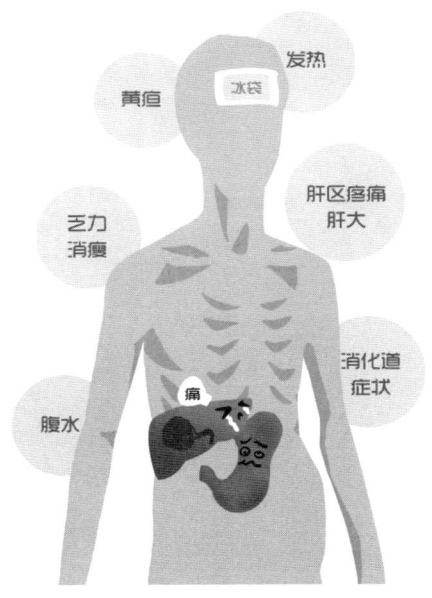

动。有时出现胸腔积液。②黄疸，常由于癌肿侵犯肝内主要胆管，或肝门部转移淋巴结压迫肝外胆道所引起。癌肿破入肝内较大胆管，可引起胆道出血、胆绞痛、黄疸等。癌肿广泛破坏肝脏可引起肝细胞性黄疸。③腹水，呈草黄色或血性。产生原因是腹膜受浸润、门静脉受压、门静脉或肝静脉内的癌栓形成及合并肝硬化等。癌肿破裂可引起腹腔积血。

此外，合并肝硬化者常有肝掌、蜘蛛痣、男性乳房增大、脾大、腹壁静脉扩张及食管-胃底静脉曲张等。

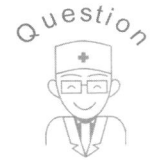

7. 怀疑肝癌的患者做哪些检查可以确诊

肝癌如出现前述临床表现，则表明病情已进入中晚期，虽诊断比较容易，但治疗效果较差。因此，早期发现、早期诊断是提高肝癌治疗效果的关键！如果怀疑患有肝癌，进行如下的检查是必不可少的！

（1）血液学检查

血清甲胎蛋白（AFP）检测：这是当前诊断肝癌常用而又重要的方法。诊断标准为：AFP＞400ng/mL，排除慢性肝炎、肝硬化、睾丸或卵巢胚胎性肿瘤及怀孕等。但这一标准并不是绝对的，对于AFP轻度升高者，应动态观察，并与肝功能变化及影像学检查对比分析。特别是在术前 AFP 较高，术后 AFP 降至正常一段时间后，又出现升高，即使是轻度升高，也要注意肝癌复发的可能。同时还要注意，约 30% 的肝癌患者 AFP 水平是正常的，这在胆管细胞癌中比较常见。

血清酶学检查：肝癌患者血清碱性磷酸酶、γ-谷氨酰转肽酶、乳酸脱氢酶的某些同工异构酶可增高，但对肝癌的诊断缺乏特异性，且早期患者阳性率比较低。

（2）影像学诊断

B 超：可显示肿瘤的大小、形态、所在部位，以及肝静脉或门静脉有无癌栓等，诊断符合率可达 90% 左右。它具有操作简便、无痛苦和短期内可以重复检查等优点。结合超声造影，有经验的 B 超医生可发现直径 1.0cm 甚至 0.5cm 左右的微小肝癌。

CT：具有较高的分辨率，对肝癌的诊断符合率达 90% 以上，可检出直径 1.0cm 左右的微小肝癌。CT 还能明确显示肿瘤的位置、数目、大小及其与周围脏器和重要管道的关系，对判断能否手术切除很有价值。应用 CT 加肝动脉造影（CTA），即先在肝动脉内注入碘化油后再行 CT 检查，有时能显示直径仅 2mm 的微小肝癌。

磁共振（MR）：对肝肿瘤尤其是血管瘤的鉴别可能优于 CT。MR 可做门静脉、下腔静脉、肝静脉及胆道重建成像，有利于发现这些管道内有无肝癌癌栓的存在。

肝动脉造影：此方法诊断肝癌的准确率最高，达 95% 左右。但患者要接受大量 X 线照射，并有创伤性，价格昂贵，所以仅在上述各项检查均不能确诊，或对肝癌患者进行介入治疗时为发现更为微小的病灶才考虑采用。

（3）其他检查

肝活检：B超引导下肝穿刺可直接获得病理材料，对确定诊断有一定帮助，对于诊断困难者或不适宜手术者，为指导下一步治疗，可考虑做此项检查。但有可能造成腹腔内出血、肿瘤沿针道转移，故应谨慎使用。笔者认为对肝硬化严重、凝血功能较差的患者，应禁用。

腹腔镜检查：因其窥视的肝部位较局限，又可能带来一定并发症，因此已很少应用。

剖腹探查：经各种检查仍不能排除肝癌的诊断，而又有切除可能者，在患者身体情况许可时，应及早采取剖腹探查，及时治疗。

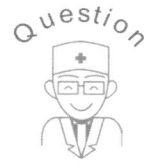

8. 采取哪些体检方式可以早期发现肝癌

对于前述检查方法，建议按照以下原则进行选择：方便、快速、经济、无创或微创、确诊率高。对于乙型肝炎患者或乙型肝炎病毒携带者，要定期进行体检，至少每半年做一次全身检查，体检内容包括：血常规、肝功能、乙型肝炎病毒的活动度、血清肿瘤标志物（特别是甲胎蛋白定量）、腹部 B 超。如 B 超发现难以确诊的可疑病灶，或确诊后需进一步治疗，可考虑给患者行 B 超造影与上腹部磁共振或 CT 检查。

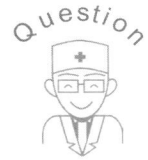

9. 肝癌需要与哪些肝脏疾病相鉴别？

肝癌可以说是肝脏最严重的疾病，但是，在诊断肝癌的过程中，还会有许多肝脏疾病可能与之相混淆而延误诊断，因此肝癌需要与以下疾病相鉴别。

转移性肝癌：即从身体的其他部位转移到肝脏的癌肿，最常见消化道的癌肿（如胃癌、结肠癌、胰腺癌）转移到肝脏。与原发性肝癌相比，临床上转移性肝癌的发展一般较慢，甲胎蛋白（AFP）检测大多为阴性，一般没有肝炎病史或肝硬化表现。除肝病变症状外，多有其他脏器原发癌的相应症状或手术史。患者血中癌胚抗原（CEA）升高，有助于鉴别诊断。

肝硬化：大的肝硬化结节，影像学检查可显示为肝占位性病变，特别是 AFP 阳性或低度升高时，在临床上有时极难与肝癌相鉴别，此时需注意动态观察病情，例如每月抽血检查一次 AFP 定量与腹部 B 超。同时需要注意有部分肝硬化结节经过一定时间的发展也可能转变为肝癌，因此如对怀疑有癌变的肝硬化结节，应加做 B 超造影或 CT、磁共振（MR）进行确诊。如 CT、MR 检查也难以确诊，那么在患者凝血功能良好的情况下，可在 B 超引导下进行肝活检加以确诊。

肝良性肿瘤：常见的是肝海绵状血管瘤，其通常病情发展慢，病程长，患者全身情况好，多不伴有肝硬化，AFP 为阴性。借助 AFP 检测、B 超、CT 及 MR 可以鉴别确诊。

近肝区的肝外肿瘤：腹膜后软组织肿瘤，以及来自右肾、右肾上腺、胰腺、胃、胆囊等器官的肿瘤，可在上腹部出现肿块，特别是右腹膜后肿瘤可将右肝推向前方，易误诊为肝大，需借助 AFP 检测、超声检查及其他特殊检查（如静脉肾盂造影、胃肠钡餐检查、选择性腹腔动脉造影或 CT）进行鉴别。有时需进行剖腹探查才能明确诊断。

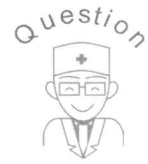

10. 肝癌主要有哪些并发症？

肝癌主要有以下并发症。

破裂出血：肝癌破裂出血的发生率相当高，有报道为14%。多由于肿瘤发展、坏死软化，或治疗后坏死软化而自行破裂，也可因外力、腹内压增高（肝癌患者应注意避免剧烈咳嗽、用力排便，以免腹内压增高）或在体检后发生破裂。肝癌破裂出血时，可引起出血性休克而导致患者死亡。

上消化道大出血：肝癌常因合并肝硬化或门静脉内癌栓导致门静脉高压，特别是门静脉主干内的癌栓，可引起门静脉高压进行性升高，导致食管-胃底静脉曲张，曲张的静脉一旦破裂可发生上消化道大出血。

其他：肝癌终末期可发生肝衰竭。患者因长期消耗、卧床等，身体抵抗力减弱而易并发各种感染，特别在化学治疗（化疗）或放射治疗（放疗）所致白细胞计数降低的情况下，更易发生肺炎、败血症和真菌感染等。靠近膈面的肝癌可直接浸润，或通过淋巴、血行转移引起血性胸腔积液，多见于右侧。也可因癌结节破裂或直接向腹腔浸润、播散而出现血性腹水。转移部位不同，临床表现各异，如脑转移可出现精神或神经系统症状等。

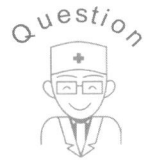

11. 肝癌目前最有效的治疗方法是哪一种?

手术切除目前依然是治疗肝癌首选的和最有效的方法！既往肝癌的治疗效果极差，被民间称为"癌王"。如今，肝癌治疗的效果得到了很大提升。总体上，目前肝癌手术切除后5年生存率为30%~40%，近期国内还有个别报道肝癌手术切除后5年生存率可达60%~65%，微小肝癌切除术后5年生存率可达90%左右，小肝癌为75%左右，任何其他治疗方法都不可能达到这样的治疗效果。所以肝癌的早期发现、早期诊断是提高肝癌切除率，乃至整体疗效的关键！

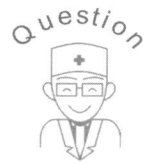

12. 什么样的肝癌患者适合手术切除

患者的身体状况符合以下条件才能进行手术切除：①无明显心、肺、肾等重要脏器器质性病变。②肝功能正常，或仅有轻度损害。③无广泛肝外转移。

处于下述情况的患者可做根治性肝切除：①单发的微小肝癌。②单发的小肝癌。③单发的向肝外生长的大肝癌或巨大肝癌，表面较光滑，周围界限较清楚，受肿瘤破坏的肝组织少于30%。④多发性肝癌，癌结节少于3个，且局限在肝的一段或一叶内。

处于下述情况的患者只能做姑息性手术：① 有3~5个多发性肿瘤，局限于相邻2~3个肝段或半肝内，影像学显示，无瘤肝组织明显代偿性增大，达全肝的50%以上；如超越半肝范围，可分别做局限性切除。②左半肝或右半肝的大肝癌或巨大肝癌，边界较清楚，第一、第二肝门未受侵犯，影像学显示，无瘤侧肝明显代偿性增大，达全肝组织的50%以上。③位于肝中央区的大肝癌，无瘤肝组织明显代偿性增大，达全肝的50%以上。④位于尾状叶的大肝癌或巨大肝癌。⑤肝门部有淋巴结转移者，如原发肝癌肿可切除，则应予切除，同时进行肝门部淋巴结清扫；淋巴结难以清扫者，术后可进行放射治疗。⑥肝脏周围组织器官（结肠、胃、膈肌或右肾上腺等）受侵犯，如原发肝癌肿可切除，则应连同受侵犯组织一并切除。远处脏器单发转移性肿瘤（如单发肺转移），可同时做原发肝癌肿切除和转移瘤切除术。

> 姑息性手术：允许保留肿瘤组织，以减轻症状、延长寿命或为下一步治疗创造条件为目的的手术切除方法。

肝癌合并胆管癌栓、门静脉癌栓和/或腔静脉癌栓时，如癌栓形成时间不长，患者身体情况允许，原发肝癌肿较局限，应积极手术，取出癌栓，切除肿瘤。但在这种情况下，患者的预后一般比较差。伴有脾功能亢进和食管静脉曲张者，应切除肿瘤，同时切除脾，并做断流术。

对于术中不能切除的肝癌，可根据具体情况，术中做肝动脉结扎或肝动脉栓塞化疗，以及冷冻、射频和微波治疗等，都有一定的疗效。

此外，肝癌也可做肝移植治疗，但除了小肝癌外，国内外报告的疗效均不理想。

病例：郭姨70多岁，患有乙型肝炎多年。2年前行CT检查发现患有肝癌，直径约5cm，还合并有严重的肝硬化，肝脏形如缩小的菠萝，脾脏因瘀血肿大得比肝还要大很多，她的肝功能各项指标勉强接近正常。她的子女问：在这种情形下，还能做手术吗？我回答：不能，因为她的肝功能储备实在是太差了，身体耐受不了手术。后来我给她制定了以肝动脉化疗栓塞治疗为主的综合治疗方案。经治疗郭姨病情稳定，肿瘤还较前有所缩小。

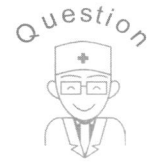

13. 除了手术切除外，肝癌还有什么其他的治疗方法？

除了手术切除外，肝癌还有以下治疗方法。

B超引导下经皮射频消融、微波消融或注射无水酒精治疗：这些方法适用于瘤体较小而又不能或不宜手术切除者，特别是肝切除术后早期肿瘤复发者。它们的优点是安全、简便、创伤小，有些患者可获得较好的治疗效果。其中，肝癌射频消融或微波消融治疗的原理是利用射频或微波的热效应，通过组织中极性分子尤其是水分子的振荡加热肝组织，从而在靶区内引起热凝固，通俗点说就是烧死肿瘤，达到与手术切除、肝移植相媲美的根治效果。它们适用于较小的远离重要血管的单发肝癌，特别是肝癌手术切除后复发或肝功能储备功能差不能耐受手术切除的患者。

肝动脉化疗栓塞治疗（TACE）：为原发性肝癌非手术治疗的首选方案，疗效好，可提高患者的3年生存率。TACE的主要步骤是经皮穿刺股动脉，在X线透视下将导管插至肝固有动脉或其分支，然后注射抗肿瘤药或栓塞剂。常用栓塞剂有明胶海绵碎片和碘化油。碘化油能栓塞0.05mm口径的血管，甚至可填塞肝血窦，可以持久阻断血流。目前多采用碘化油混合化疗药，注入肝动脉，发挥持久的抗肿瘤作用。经TACE多次治疗，许多肝癌会明显缩小，可进行手术切除。另外，肝癌根治性切除术后TACE可进一步清除肝内可能残存的肝癌细胞，降低复发率。

化疗：常用的化疗药物有阿霉素、5-氟尿嘧啶（5-FU）、丝裂霉素等，在临床上有一定疗效。

免疫和靶向治疗：常用的制剂有免疫核糖核酸、胸腺肽、干扰素、白细胞介素-2等。近年来，细胞过继免疫治疗受到重视，其中肿瘤浸润淋巴细胞（TIL细胞）和细胞毒性T细胞（CTL细胞）的临床应用研究不断深入，有望成为肝癌治疗中的重要方法之一。而用基因转染的瘤苗治疗肝癌，临床试验已显示出较好的应用前景。最近几年问世的新的分子靶向药物索拉非尼，可以延缓肿瘤进展，能在一定程度上延长生存期。但该药物价格较为昂贵，同时可伴有腹泻、皮疹、高血压、手足综合征等较严重不良反应，效果还需进一步评价。国产的分子靶向药物阿帕替尼，在国内外的临床试验中也取得了不错的效果。

放疗：肿瘤较局限、无远处广泛转移而又不适宜手术切除者，或手术切除后肝断面有残癌或手术切除后复发者，可采用以放疗为主的综合治疗，但由于肝癌对放疗不敏感，所以放疗的效果较差。

中医药治疗：我国已普遍应用中医药治疗肝癌。临床上多与其他疗法配合应用，对保护或改善肝功能、减轻其他疗法的不良反应、提高机体抵抗力有一定作用。

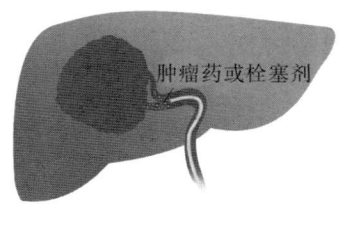 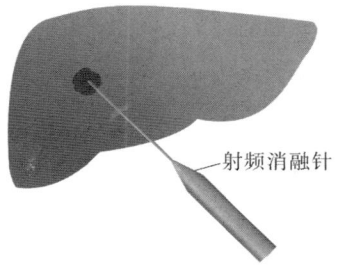

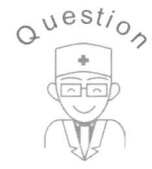

14. 抗乙型肝炎病毒药物在肝癌的治疗中重要吗

非常重要！目前认为，如果肝癌患者合并有乙型肝炎，或为乙型肝炎病毒携带者，那么在接受治疗时，无论用何种方法，都需长期坚持服用抗乙型肝炎病毒药物，直至终身，这是因为：

◎研究表明，肝癌的发生发展与乙型肝炎病毒的复制与活动密切相关，合并有乙型肝炎的肝癌患者术后坚持长期服用抗乙型肝炎病毒药物，可显著降低肝癌的复发率。

◎抗乙型肝炎病毒药物在维护患者的肝功能方面有极其重要的作用，肝癌患者在接受治疗时，无论是何种治疗，都会导致患者身体抵抗力的降低，从而引起乙型肝炎病毒的活动致乙型肝炎发作，有时甚至出现暴发型肝炎而危及患者生命。笔者曾接诊过一位合并乙型肝炎的肝癌患者，手术治疗后患者恢复比较顺利，都准备出院了，但在术后第14天，突然出现乙型肝炎的暴发，导致肝衰竭，经多方抢救无效而失去生命。在当时，由于治疗乙型肝炎病毒的核苷类药物还未出现，所以只能采取对症治疗措施，眼巴巴地看着患者逝去，这是非常遗憾的事！自从核苷类药物临床应用后，笔者在收治肝癌患者时，从其确诊合并有乙型肝炎病毒感染的第一天起，就让其服用，且长期服用，从此再无出现患者术后乙型肝炎发作的事情，改善了很多患者的预后。目前临床上常用的抗乙型肝炎病毒药物有拉米夫定、阿德福韦、替诺福韦、恩替卡韦等，各有其适应证与适用人群，可根据患者的病情与身体状况加以选择。

◎由于抗乙型肝炎病毒药物的长期使用具有改善甚至逆转乙型肝炎肝硬化的作用，所以对合并有乙型肝炎肝硬化的肝癌患者使用抗乙型肝炎病毒药物还可以提高患者对治疗特别是手术切除的耐受性，这对肝癌切除后复发准备再次手术的患者尤其重要。笔者十几年前曾接诊过一位40多岁的成年男性患者，他患有小肝癌，且合并重度肝硬化，故而只能做小块的肝切除，术后患者一直服用拉米夫定。两年后患者肝癌复发，再次手术时发现患者的肝硬化较前有显著改善，肝脏质地变软，故而做了较大范围的肝组织切除，术后患者恢复良好，没有出现肝衰竭的情况。出院后一直服用拉米夫定和阿德福韦，迄今健在。

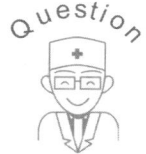

15. 什么情况下肝癌患者的治疗效果比较好？

有下述情况的患者治疗效果比较好：①瘤体直径小于5cm，能早期手术。②手术中发现癌肿包膜完整，肝脏血管里没有癌栓形成。③机体免疫状态良好。合并肝硬化或肝外转移、肝癌破裂、消化道出血、谷丙转氨酶显著升高的患者预后差。

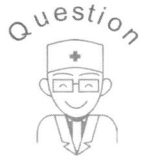

16. 如何预防肝癌

由于肝癌绝大部分都是在病毒性肝炎或肝硬化的基础上发生的，因此预防肝癌的重点是对病毒性肝炎和肝硬化的治疗。病毒性肝炎及肝硬化患者应该主动接受医生的随访观察，经常进行体检。甲胎蛋白（AFP）检测和B超检查是肝癌早期发现及早期诊断的主要手段。若两者均呈阳性结果，即 AFP＞400μg/L，且B超发现明确的肝区实质性占位性病变，则基本可确定为肝癌。若两者一项为阳性结果，另一项为阴性结果，则应做CT或磁共振检查。总的来说，注意食物清洁、预防粮食霉变、改进饮用水质、减少对各种有害物质的接触、乙型肝炎患者忌烟忌酒是预防肝癌的关键。

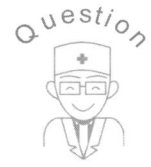

17. 肝癌患者饮食上应注意什么？

有的肝癌患者一点油腻的食物也不敢吃,生怕对身体造成影响,殊不知肝脏营养不良对身体也不好;有的肝癌患者怕自己营养不足,就摄取过多的蛋白质和糖,导致高脂血症。还有的患者怕吃热气食品,认为这些食物会导致病情更加严重,造成体质日益消瘦。肝癌患者到底该怎么吃?笔者认为,应主要注意以下几点。

◎脂肪摄入量要少。肝癌患者的饮食一定要清淡,因为患者的肝细胞分泌胆汁量少,这样就会影响肠道对脂肪的消化吸收,所以患者每天每公斤体重摄入脂肪以0.5~0.8g为宜,还要避免辛辣刺激性食物,尽量食用植物油。

◎蛋白质供给要均衡。有的肝癌患者生怕蛋白质吃多了，对摄取量没有清晰的概念，所以就不吃，从而导致营养不良。其实蛋白质的摄入量可以适当添加，以每天每公斤体重摄入 1.0～1.2g 为宜。但也不要摄入过多，以免增加肝脏负担，应多选优质蛋白，保持食物多样，混合搭配。

◎维生素摄入要充足。要增强肝细胞的抵抗力，丰富的维生素必不可少，尤其是脂溶性的维生素 A、维生素 D、维生素 E、维生素 K，以及维生素 C。维生素 C 可促进肝细胞的再生及肝糖的合成、改善新陈代谢、解毒；维生素 K 可改善患者的凝血功能。

◎热量摄入要适宜。肝癌患者每天每公斤体重的热量摄入应以 35～40kcal 为宜，可选葡萄糖、白糖等。热量充足就会减少体内蛋白质的消耗，但一定要保证适宜的摄入量，避免高脂血症。另外主食的摄入也是必要的，主食是满足热量摄入不可缺少的食物。

◎可食用一些提高身体免疫力的保健品，如冬虫夏草、灵芝孢子粉、灵芝孢子油等。

第七部分 认识转移性肝癌

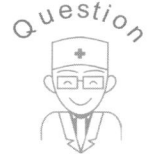

1. 转移性肝癌指的是什么

武先生因为反复便血一年多来医院检查，经肠镜检查发现他得了升结肠癌，同时 CT 还发现他的肝脏也有几个占位性病灶。综合考虑，诊断为"结肠癌肝转移"，之后他做了"右半结肠切除 + 肝转移灶切除"，术后进行了系统的全身化疗。术后武先生一般情况良好，暂时没有复发迹象。

像这样身体其他部位的癌肿转移到肝，并在肝内继续生长、发展，其组织学特征与原发癌肿相同的，称转移性肝癌，或称继发性肝癌。常常发生肝转移的癌肿有胃癌、结肠癌、胆囊癌、胰腺癌、子宫癌和卵巢癌等。

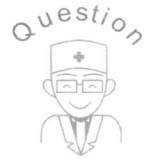

2. 癌是通过什么途径转移到肝脏的

癌转移到肝脏的途径有：①经门静脉转移，此为主要转移途径。消化道及盆腔部位的恶性肿瘤多经此途径转移至肝，占转移性肝癌的35%~50%。②经肝动脉转移，肺癌、乳腺癌、肾癌、黑色素瘤、鼻咽癌等可经此途径转移入肝。③经淋巴回流转移，胆囊癌可沿胆囊窝淋巴管扩展至肝内，也可以经肝门淋巴结循淋巴管逆行转移到肝。④直接蔓延，如胃癌、胆囊癌等可直接蔓延侵犯肝脏。

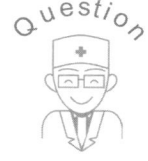

3. 转移性肝癌有什么特点

转移性肝癌可有单个或多个病灶,多为弥漫型。癌结节外观多呈灰白色,质地较硬,与周围肝组织之间有明确分界。结节的中央常因坏死而凹陷。其病理组织结构与肝外原发癌相似。如来自腺癌的继发肝癌,其组织中也显示腺状结构。转移性肝癌很少合并肝硬化,而肝硬化也较少发生转移癌。

根据临床发现原发癌与转移癌先后的不同,可将转移性肝癌分为以下三种类型。

早发型:即未发现原发癌,而先发现肝转移,这种类型肿瘤的恶性程度较高。笔者曾遇到过一个病例,患者为一位老年男性,体检时 B

超发现一直径5cm的肝脏肿瘤,腹部CT证实为恶性,但不是原发性肝癌,考虑为转移癌,但一直没有找到原发灶,只好给患者做了肝肿瘤切除术,切除标本的病理检查结果是腺癌。术后叮嘱患者定期复查,两年后其因大便带血做了肠镜检查,发现直肠上段有一个大小为1.2cm×1.0cm的菜花样肿物,病理活检为腺癌,因此考虑其原先的肝脏肿瘤为直肠癌转移到肝所致。后来患者做了保留肛门的直肠癌根治术,效果较好,至今未发现肿瘤复发的迹象。

同步型:即原发癌与肝转移同时被发现。

迟发型:即原发癌手术数月或数年后,发现肝转移。

转移性肝癌结节较小时,一般无临床症状。瘤体长大后,会出现上腹或肝区闷胀不适或隐痛,随着病情发展,患者会出现乏力、胃口差、

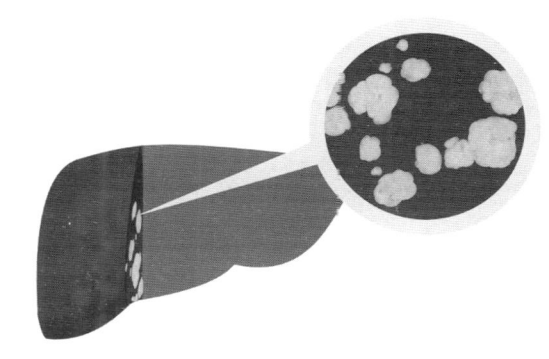

消瘦或发热等表现。体检时医生在患者上腹部可摸到肿大的肝脏,或质地坚硬有触痛的癌结节。晚期患者可以出现贫血、黄疸和腹水等。转移性肝癌的诊断关键在于查出原发癌灶,如果发现肝区疼痛的同时查到其他脏器有原发癌灶存在,医生的诊断基本可确立。B超和CT检查发现肝内"牛眼征"有利于转移性肝癌的诊断。患者血清甲胎蛋白(AFP)测定多为阴性。胃肠道癌肝转移患者,癌胚抗原(CEA)阳性率约为50%。

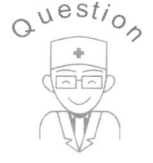

4. 转移性肝癌应如何治疗

如为单发转移癌或癌肿局限于半肝内,则可在切除原发癌的同时,切除转移癌。如果原发癌切除后才出现孤立的或局限于半肝内的转移癌结节,且未发现其他部位有转移,也适宜手术切除。对不能切除的转移性肝癌,可根据患者身体情况及原发癌的病理性质,术中行冷冻治疗、射频治疗,或经肝动脉置入药物化疗。肿瘤比较小又不宜手术治疗者,可以在B超引导下行射频、微波固化治疗,或向肿瘤内注入无水酒精治疗,以缩小肿瘤、延长生存期。对于不宜手术的转移性肝癌,中医辅助治疗有一定效果。

第八部分
认识
肝脏的
良性肿瘤

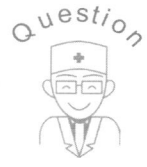

1. 肝脏常见的良性肿瘤有哪些

临床上，经常有患者神色紧张地拿着检验报告来询问："医生，我是不是得了肝癌？要不要赶紧手术？还能活多久？"而其实他们的B超报告写的是："肝脏占位性病变，考虑肝血管瘤（或肝囊肿等）。"可能患者是被"肝脏占位性病变"这个词吓着了，又或者是因为看到了"瘤"就误认为自己患了恶性肿瘤。其实，这只是良性肿瘤。现在由于B超等影像学检查手段的广泛应用，临床上发现肝的良性肿瘤较以前明显增多，常见的有肝海绵状血管瘤、肝囊肿、肝细胞腺瘤、局灶性结节性增生和炎性假瘤。

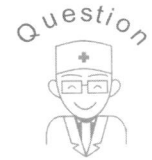

2. 肝海绵状血管瘤是怎么回事

（1）肝海绵状血管瘤是怎样形成的？

肝海绵状血管瘤目前认为起源于肝内的胚胎性血管错构芽，由于某些未知因素的作用，引起肿瘤样增生而形成。其瘤体质地柔软，切面呈蜂窝状，内充满血液，可压缩，状如海绵，故称肝海绵状血管瘤（简称肝血管瘤）。

（2）肝血管瘤有何特点？

本病多见于 30～50 岁女性，可单发，也可多发，左、右肝叶均可发生。肿瘤大小不一，小的直径仅几毫米，大的可重达 10 余斤（1 斤 =500g）。

本病发展缓慢，病程可达数年至数十年之久。肿瘤小时患者无任何不适，多因做B超检查或因其他疾病做剖腹探查时发现。当肿瘤逐渐增大后，主要表现为肝大或压迫胃、肠等邻近器官，引起上腹部不适、腹胀、腹痛、食欲减退、恶心、嗳气等症状。如肿瘤破裂则可出现失血性休克。上腹部包块是常见的体征，包块与肝相连，表面光滑，质地中等或柔软，可呈分叶状，有囊性感和不同程度的压缩感，一般检查时多无压痛或仅有轻度压痛。

（3）肝血管瘤会癌变吗？

肝血管瘤由于起源于肝内的胚胎性血管错构芽，所以绝对不会癌变。而肝癌来源于肝细胞癌变，两者毫无关系。

（4）肝血管瘤有什么危险性？

肝血管瘤最危险的并发症是血管瘤破裂，婴幼儿自发性破裂较多见。因此，新生儿肝血管瘤确诊后，应尽早手术治疗。但在成人，血管瘤破裂的机会很小，笔者及广东省内同行迄今未见一例，所以，成人患者大可不必过于担心。

（5）肝血管瘤与肝癌如何区分？

根据病史、甲胎蛋白（AFP）检测、B超或CT检查等，本病和肝癌非常容易鉴别。

（6）肝血管瘤如何治疗？

吃药不可能缩小肝血管瘤，临床上对肝血管瘤主要采取外科治疗。

小的无症状的肝血管瘤不需治疗，但应每隔3~6个月进行一次B超检查,动态观察肿瘤变化。当血管瘤直径＞5cm时,合并有以下情况者宜手术治疗:①有很明确的症状。②肿块临近第一、第二肝门。③瘤体生长速度快,每年增长直径＞2cm。④合并有局部凝血功能障碍,血小板减少。⑤瘤体位于肝脏前缘至肋弓以下,易挤压破裂。⑥不能排除其他肿瘤。

显然,对于有症状的巨大肝血管瘤,若具有明确的手术指征应首选手术切除。一般是沿包膜剜除肿瘤。由于肝血管瘤并非真正的肿瘤,而是一种"蔓状的血管团",因此无须切除更多的肝组织,只需要完整将瘤体切除即可。对于特殊部位的肝血管瘤,可根据情况施行单肝段或多肝段切除。对于多发性肝血管瘤或病变范围大,或已侵犯大部肝组织,无法手术切除者,可做肝动脉结扎加栓塞术。

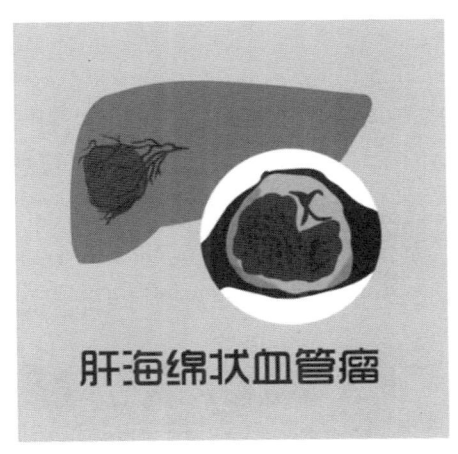

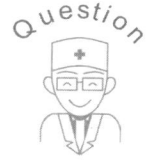

3. 肝囊肿是怎么回事

张姨50多岁,是笔者的邻居。每年她所在的单位都会进行职工体检,以往她的体检结果都没什么异常,但今年的B超检查发现她的肝上面有一个5.0mm×6.2mm大小的囊性肿物,考虑为肝囊肿。那么肝囊肿到底是怎么回事呢?

(1) 什么是肝囊肿?

肝囊肿是一种以肝脏囊性结构为特征的良性疾病,单发或多发,可分为寄生虫性、非寄生虫性和先天遗传性。肝囊肿起源于肝内迷走的胆管,或因肝内胆道和淋巴管在胚胎期的发育障碍所致,多发性囊肿常合并多囊肾。临床常见的是非寄生虫性肝囊肿。男女发生率为1∶4。

(2) 肝囊肿有何临床表现?

肝囊肿的囊腔可与胆道相通或不相通，囊液清亮，或含有胆汁，大多数囊肿由胆管上皮细胞构成，也可由中胚层细胞构成。最常见的症状是腹部隐痛，偶有出血和感染。通过B超、CT和磁共振检查大多可做出明确诊断。对于诊断困难的患者，可进一步行B超引导细针穿刺检查确诊。

(3) 肝囊肿需要手术治疗吗?

小的肝囊肿大多不需要治疗。对于有症状的大的肝囊肿，应采取手术治疗。肝囊肿首选的手术方法是开窗引流，尤其适合腹腔镜下实施。如果囊肿内含胆汁性内容物，与胆道系统相通者，则禁行开窗引流。笔者发现，B超引导下穿刺置管引流后，行无水酒精注射，用于单个、巨大且与胆道不相通的肝囊肿，可缓解症状，有时能治愈。

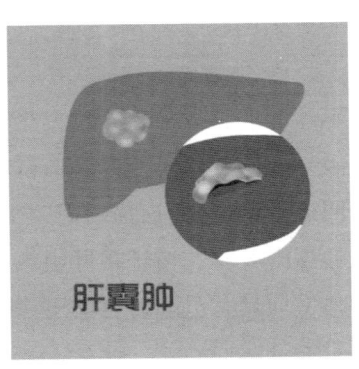

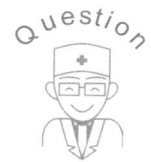

4. 肝细胞腺瘤是怎么回事？

（1）肝细胞腺瘤的临床表现

肝细胞腺瘤多发于年轻女性，与口服避孕药有关。常为单发，肿物大小不一。多有上腹隐痛或不适等非特异症状，易发生出血和坏死，有瘤体破裂、癌变的可能，且血供丰富。B超显示为低回声肿物，CT扫描时肝动脉期病灶呈均匀强化的高密度影，与正常肝组织对比十分清楚。腺瘤几乎均具有包膜，有助于诊断。

（2）肝细胞腺瘤的治疗原则

鉴于肝细胞腺瘤易发生出血、坏死和破裂，

并有癌变可能，因此，临床上主张对怀疑为肝细胞腺瘤者行手术治疗。术中根据肿瘤的部位，行不规则肝切除或单段和多段肝切除，术后定期对患者进行随访。

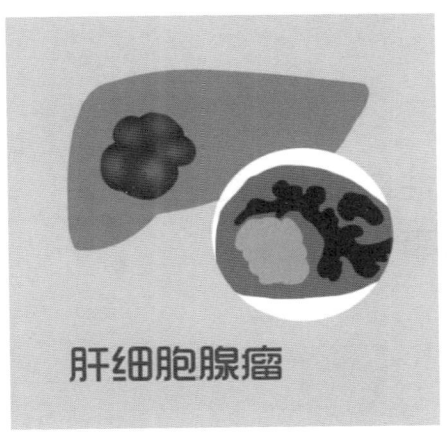

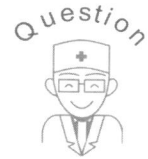

5. 肝脏局灶性结节性增生是怎么回事

李小姐每年都会例行体检，既往几年B超检查肝脏都没有发现什么问题，今年体检B超发现肝脏占位性病变，她很害怕，后来到笔者所在的医院就医，经磁共振（MR）检查，为肝脏局灶性结节性增生。

（1）肝脏局灶性结节性增生的特点

肝脏局灶性结节性增生大多数是单发的病灶，在年轻女性多见，是否与口服避孕药有关仍有争论。大多数学者认为它不是真正意义上的肿瘤，而是局部肝细胞对先天性血管畸形高灌注的一种反应性增生。一般无症状，无出血、破裂等问题,也没有癌变的危险。组织学上,有中央星状瘢痕,无真正的包膜,其超微结构与正常肝细胞相似。B超引导下穿刺活检可使50%以上可疑的患者得到确诊。

(2) 患了肝脏局灶性结节性增生应怎样治疗?

鉴于本病是一种良性病变,一般不会发生癌变,也很少发生破裂和出血等并发症,因此,其治疗有别于肝腺瘤。若能够明确诊断,且无明显症状,可不必急于手术治疗,可以密切随访观察,每半年做一次B超或MR。但对于诊断不确切、有腹痛症状,或肿物增大得比较快,或没有办法与肝癌相鉴别者,还是要积极手术治疗,切除病变。

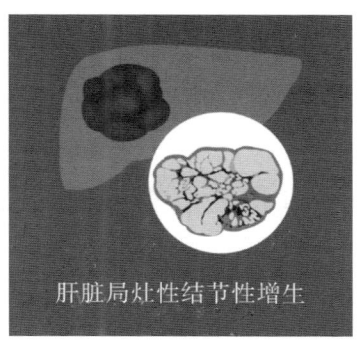

肝脏局灶性结节性增生

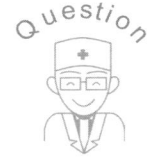

6. 肝脏炎性假瘤是怎么回事

(1) 什么是肝脏炎性假瘤?

肝脏炎性假瘤是一种以纤维结缔组织增生伴大量慢性炎性细胞浸润的局灶性病变。以男性多见,男女之比为3:1。其主要症状为上腹部隐痛、胀痛,发热多为间歇性,伴有体重减轻。肝脏炎性假瘤的大体标本多呈圆形或椭圆形。影像学检查无特异性,B超下细针穿刺有助于诊断,但误诊率相当高,需要仔细与肝癌鉴别。

(2) 肝脏炎性假瘤应如何治疗?

肝脏炎性假瘤是一种良性病变,预后良好。

肿瘤在未经治疗情况下，少数亦可自行消失或缩小。因此，对能诊断明确而无症状的患者，可不治疗，定期复查随访。临床上有用免疫抑制剂和激素联合治疗使肝脏炎性假瘤消退的报道。由于目前绝大多数肝脏炎性假瘤术前很难与肝脏恶性肿瘤相鉴别，因此对于有症状或随访中肿物增大的患者，应该手术治疗，以防延误诊断。手术的目的在于切除病灶，明确诊断。手术方式应根据病灶的部位行不规则肝切除、楔形切除、肝段切除等。

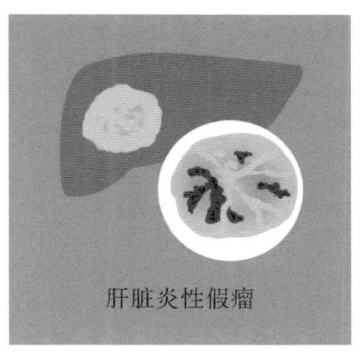

肝脏炎性假瘤

7. 肝脏腺瘤样增生是怎么回事?

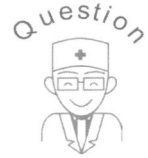

（1）肝脏腺瘤样增生有何特点？

肝脏腺瘤样增生为癌前病变，是在慢性肝炎、肝硬化基础上发展演变形成的结节状病灶。这类结节一般较小，直径很少超过3cm，但直径明显大于周边的肝硬化结节。其质地不硬，边界清楚，多无包膜，偶见不完整的假包膜。B超是目前各种影像学检查中对肝脏腺瘤样增生最为敏感的检查方法。肝脏腺瘤样增生以门静脉血供为主，而肝细胞癌则以肝动脉血供为主，此有助于鉴别诊断。

（2） 肝脏腺瘤样增生应如何治疗？

对于术中发现的肝脏腺瘤样增生，应争取行病灶肝切除。若肝功能条件不允许手术，或手术切除困难，则可行无水酒精注射或微波固化治疗。对于在慢性肝炎、肝硬化随访过程发现的肝脏腺瘤样增生亦应予以足够的重视，积极处理。病灶较小者可采用B超引导下无水酒精注射治疗或微波固化治疗，同时应穿刺活检进一步明确有无癌变。一旦发现有癌变或难以与小肝癌鉴别，应争取手术切除。患者术后应严密随访，预防多中心性肝细胞癌的发生。

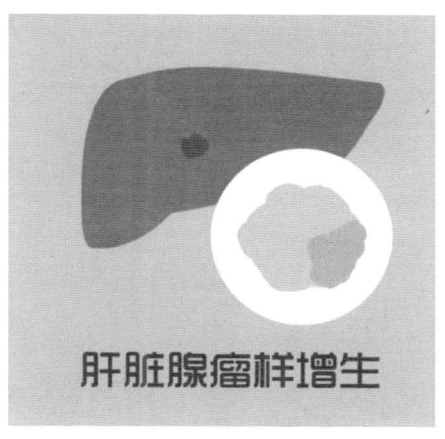
肝脏腺瘤样增生

第九部分
认识
细菌性
肝脓肿

1. 细菌性肝脓肿是如何发生的？

张姨患有糖尿病多年，血糖一直控制得不好。近来常感到右上腹隐隐作痛，还有低热，去医院做CT检查发现为"肝脏占位性病变，肝脓肿可能性大"。住院后经过控制血糖、抗感染及肝脏穿刺引流治疗，痊愈出院。

细菌性肝脓肿由化脓性细菌引起，故亦称化脓性肝脓肿。因为肝脏有肝动脉和门静脉双重血液供应，其胆道系统与肠道相通，所以增加了发生感染的可能性。引起细菌性肝脓肿最常见的致病菌是大肠杆菌和金黄色葡萄球菌，其次为链球菌、类杆菌属等。胆道源性及经门静脉播散者以大肠杆菌为最常见，其次为厌氧性链球菌。经肝动脉播散及隐源性者，以葡萄球菌尤其是金黄色葡萄球菌为常见。致病菌侵入肝的途径见下图，其中经胆道途径较多见，占21.6%~51.5%。

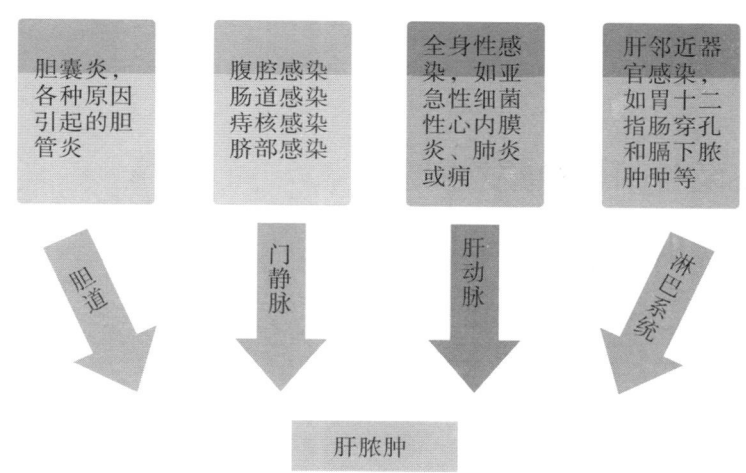

此外，在开放性肝脏外损伤时，细菌可随致伤异物或从创口直接侵入肝脏引起脓肿，细菌也可来自破裂的胆小管。有一些原因不明的肝脓肿，称隐源性肝脓肿，其可能与肝内已存在的隐匿病变有关。在机体抵抗力减弱时，这种隐匿病变可导致致病菌在肝内繁殖，发生肝脓肿。有研究指出隐源性肝脓肿中25%伴有糖尿病。

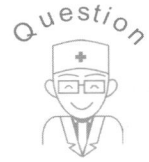

2. 细菌性肝脓肿发生时肝脏的形态会发生怎样的改变？

化脓性细菌侵入肝脏后，可引起局部炎症改变，或形成单个或多个小脓肿。经适当的治疗，散在的小脓肿多能吸收机化。如治疗无效，感染继续扩散，破坏肝组织，多个小的脓肿可融合成一个或数个较大的脓肿。由于肝血运丰富，在脓肿形成发展过程中，大量毒素被吸收后可出现较严重的毒血症。当脓肿进入慢性期，脓腔四周肉芽组织增生、纤维化，此时临床上毒血性症状也可减轻或消失。肝脓肿可向膈下、腹腔或胸腔穿破引起严重并发症。

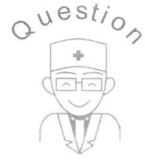

3. 细菌性肝脓肿有什么临床表现

细菌性肝脓肿一般起病较急，主要表现为以下几点。

寒战和高热是最常见的症状：患者往往表现为寒热往来，反复发作，多有一天数次的高热，体温为38～42℃，伴有大量出汗，脉率增快。

肝区疼痛：肝大引起肝被膜急性膨胀，导致肝区持续性钝痛。炎症刺激横膈或感染向胸膜、肺扩散，可出现右胸痛或右肩牵拉痛及刺激性咳嗽和呼吸困难。

全身乏力、食欲不振、恶心和呕吐：主要是全身中毒性反应及消耗的结果，患者在短期内即出现严重病容。少数患者还出现腹泻、腹胀及难以忍受的打呃等症状。

　　临床检查：肝区压痛和肝大最常见。右下胸部和肝区有叩击痛。有时出现右侧反应性胸膜炎或胸腔积液。如脓肿移行于肝表面，其相应体表部位可有皮肤红肿，且有凹陷性水肿；若脓肿位于右肝下部，常见右季肋部或右上腹部饱满，甚至可见局限性隆起，能触及肿大的肝或波动性肿块，有明显触痛及腹肌紧张等。左肝脓肿时，上述体征则局限在剑突下。有胆道梗阻的患者常见黄疸。其他原因导致的肝脓肿，一旦出现黄疸，则表示病情严重，预后不良。

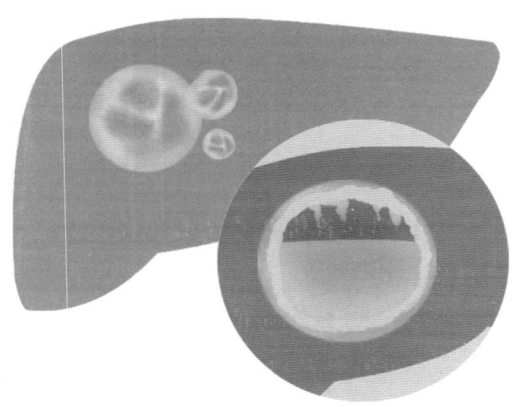

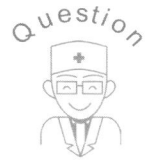

4. 如何诊断细菌性肝脓肿？

根据全身或胆道感染等病史，结合前述临床表现，可考虑细菌性肝脓肿的可能，并做进一步检查。大部分患者白细胞计数明显升高，总数可达 $15 \times 10^9/L$ 左右，中性粒细胞在 90% 以上，有核左移现象或有中毒颗粒。肝功能方面，血清转氨酶、碱性磷酸酶可轻度升高。腹水和黄疸少见，如有则提示肝有广泛损害。若早期出现明显黄疸，多为胆道梗阻所致。急性期约 16% 的患者血液细菌培养为阳性。

X 线检查可见肝阴影增大，右侧膈肌抬高、局限性隆起和活动受限，或伴有右肺肺段不张、胸膜反应或胸腔积液甚至脓胸等。少数产气性细菌感染或与支气管穿通的脓肿内可见到气液面。B超可以测定脓肿部位、大小及深度，为确定脓肿穿刺点或手术引流进路提供方便，可作为首选的检查方法，其阳性诊断率可达96%以上。B超定位引导下进行脓肿穿刺时，穿刺脓液除做细菌涂片检查和培养外，应做抗生素敏感试验，以便选择有效抗菌药物。必要时，才进一步做CT、磁共振或肝动脉造影检查。

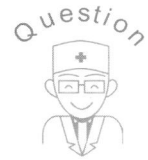

5. 细菌性肝脓肿应与肝脏的哪些疾病相鉴别

细菌性肝脓肿需要与先天性肝囊肿合并感染、胆囊炎、膈下脓肿、原发性肝癌鉴别,特别是原发性肝癌合并坏死感染时,容易与细菌性肝脓肿相混淆。

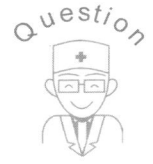

6. 细菌性肝脓肿有哪些并发症？

细菌性肝脓肿如得不到及时、有效的治疗，脓肿可向邻近脏器或组织结构穿破引起严重并发症。右肝的脓肿向膈下间隙穿破可形成膈下脓肿，亦可再穿破膈肌而形成脓胸，甚至能穿破肺组织至支气管，形成支气管胸膜瘘；如脓肿同时穿破胆道，则可形成支气管胆瘘。左肝的脓肿可穿入心包，发生心包积脓。脓肿破溃入腹腔可引起腹膜炎。少数病例脓肿可穿破入胃、大肠，甚至门静脉、下腔静脉等；若同时穿破门静脉和胆道，大量血液经胆道进入十二指肠，可表现为消化道大出血，即胆道出血。

7. 细菌性肝脓肿如何治疗？

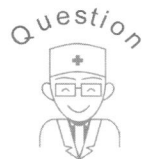

（1）非手术治疗

对于急性期肝的局限性炎症，在脓肿还没有形成或者肝有多发性小脓肿时，应进行非手术治疗。在治疗原发病灶的同时，可使用大剂量的有效抗生素和全身支持疗法来控制炎症，让脓肿能够吸收自愈。由于细菌性肝脓肿患者中毒症状严重，全身状况较差，故在应用大剂量抗生素控制感染的同时，应积极补液，纠正水电解质紊乱，给予维生素B、维生素C、维生素K，必要时可反复多次输入小剂量新鲜血液和血浆，以纠正患者的低蛋白血症，改善肝功能，增强机体抵抗力。由于本病的致病菌以大肠杆菌、金黄色葡萄球菌、厌氧性细菌多见，故在未确定致病菌以前，可先用广谱抗生素，待细菌培养及抗生素敏感试验结果出来以后再使用相应的抗菌药物。

经上述方法治疗，多数患者可治愈。多发性小脓肿全身抗生素治疗不能控制者，可经肝动脉或门静脉内置导管应用抗生素。单个较大的脓肿可在B超引导下穿刺吸脓（见下图），尽可能吸尽脓液后注入抗生素至脓腔内，如果患者全身反应好，超声检查脓腔缩小，也可以隔数天重复穿刺吸脓。近年来也采用经穿刺置管进行脓肿引流，并冲洗脓腔和注入抗菌药物，待脓肿缩小，无脓液引出，再将引流管拔除。

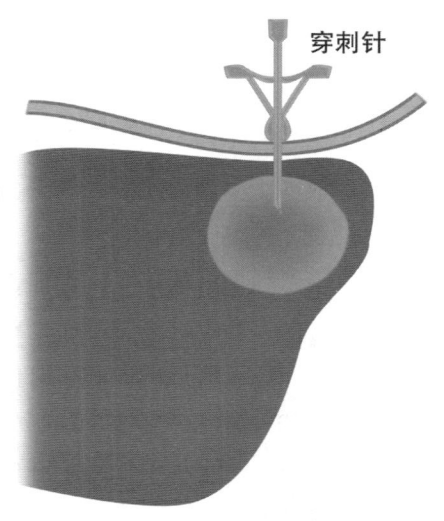

（2）手术治疗

脓肿切开引流术：对于较大的脓肿，估计有穿破可能者，或脓肿已穿破并引起腹膜炎、脓胸，以及胆源性肝脓肿，那么在应用抗生素治疗的同时，应积极进行脓肿切开引流术。近年来，由于广泛应用B超引导下穿刺吸脓或置管引流，脓肿切开引流术已很少采用，必要时可做经腹腔切开引流术。

  肝叶切除术：对于慢性厚壁肝脓肿和肝脓肿切开引流后脓肿壁不塌陷、留有无效腔或窦道长期流脓不愈的患者，以及肝内胆管结石合并肝左外叶多发性脓肿，且该肝叶已严重破坏、失去正常功能的患者，要进行肝叶切除术。急诊肝叶切除术因有使炎症扩散的危险，故一般不宜施行。但对于部分肝内胆管结石合并肝左外叶多发性脓肿、全身情况较好、中毒症状不严重的患者，在应用大剂量抗生素的情况下，急诊行肝左外叶切除术效果较好，因这样可同时去除原发病灶，有利于控制感染，并可避免二次手术。

第十部分
认识
急性胆囊炎

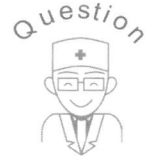

1. 急性胆囊炎如何分类？

张老伯70多岁，他经常感到上腹痛，以为自己得了"胃病"，就自己买点胃药和止痛药吃，似乎疼痛也能好转，因此就没有去就医。几天他的上腹部又突然痛起来，吃胃药和止痛药一点效果也没有，而且疼痛由上腹蔓延至全腹，伴有高热，其子女赶忙把他送到医院，被诊断为"急性腹膜炎"。急诊手术中发现张老伯患了急性坏疽性胆囊炎，已经穿了孔，腹腔组织充血、水肿，腹腔到处都是脓。由于他的病情十分危重，而他的身体不能耐受大的手术，所以医生给他做了胆囊造瘘术，先挽救他的生命，胆囊留待二期手术再进行切除。

急性胆囊炎是常见急腹症,女性居多。根据胆囊内有无结石,临床上将急性胆囊炎分为结石性胆囊炎和非结石性胆囊炎。非结石性胆囊炎较少见。

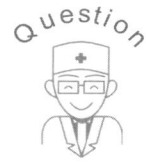

2. 急性胆囊炎的病因有哪些？

急性胆囊炎的病因主要有以下两点。

胆囊管梗阻，胆汁排出受阻：其中约80%是由胆囊结石引起的，尤其多见于小结石嵌顿在胆囊颈部引起的梗阻。其他原因有胆囊管扭转、

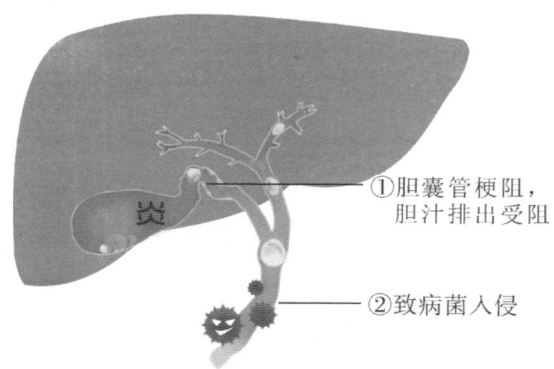

①胆囊管梗阻，胆汁排出受阻

②致病菌入侵

狭窄等。梗阻后局部释放炎症因子,包括溶血卵磷脂、磷脂酶 A 及前列腺素等,引起急性炎症。

致病菌入侵:大多数致病菌通过胆道逆行进入胆囊,也可自血循环入侵。入侵的细菌主要为革兰氏阴性杆菌、厌氧菌等。如果胆囊中的胆汁排出不畅或胆囊管梗阻,则胆囊的内环境会有利于细菌的繁殖和生长。

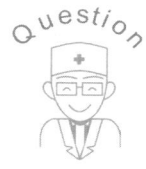

3. 急性胆囊炎的发病机理是怎样的？

急性胆囊炎的起始阶段，胆囊管梗阻、内压升高、黏膜充血水肿、渗出增多，此时为急性单纯性胆囊炎。如果病因没有解除，炎症发展，病变可累及胆囊壁的全层（各层），成为急性化脓性胆囊炎，还可引起胆囊积脓。如胆囊内压继续增高，致胆囊管壁血液循环障碍，引起胆囊壁组织坏疽，即为急性坏疽性胆囊炎。胆囊壁坏死穿孔发生较急时，会导致胆汁性腹膜炎，穿孔部位常在胆囊颈部和底部。如发生穿孔，患者病情多较危重，有临床报道，在老年患者，死亡率可达40%以上。如胆囊坏疽穿孔发生过程较慢，周围粘连包裹，则可形成胆囊周围脓肿。

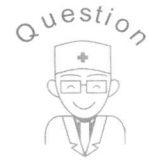

4. 急性胆囊炎发作时患者的临床表现有什么特点？

结石性胆囊炎患者常在进脂肪餐后或夜间出现右上腹的剧烈绞痛或胀痛，疼痛常放射至右肩或右背部，伴恶心呕吐，有时疼痛位于上腹部，常被患者误认为是"急性胃炎"，合并感染化脓时伴高热，体温可达40℃。非结石性胆囊炎的临床表现不甚典型，但与结石性胆囊炎相似。

急性胆囊炎患者很少出现黄疸，或仅有轻度黄疸。如果胆囊管结石引起胆管炎，同时压迫胆总管，可引起胆总管堵塞；或者结石嵌入肝总管引起胆管炎或黄疸，称为米里齐（Mirizzi）综合征，表现为反复发作的胆囊炎、胆管炎及梗阻性黄疸。

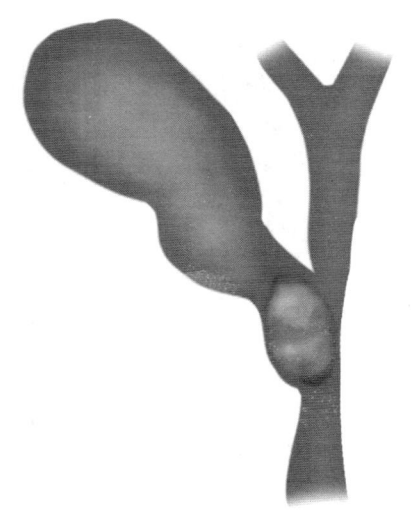

米里齐综合征

体检时患者早期可有右上腹压痛或叩痛。胆囊化脓坏疽时可摸到肿大的胆囊，压痛明显、范围增大，可出现反跳痛和肌紧张。用手压于右上腹肋缘下，嘱患者吸气，如出现突然吸气暂停，称为墨菲（Murphy）征阳性，这是急性胆囊炎的阳性体征。

实验室检查血白细胞明显增高者提示胆囊化脓或坏疽。患者血清转氨酶和血清总胆红素可能有升高。

B超检查为首选诊断方法，可见胆囊增大、囊壁增厚，并可呈现胆囊内结石影像。CT可获得与B超类似的效果。磁共振胆道成像可提示胆道有无梗阻，对诊断也有一定帮助。

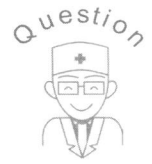

5. 急性胆囊炎应该如何治疗?

急性单纯性胆囊炎病情有缓解趋势者,可采用禁食、解痉、输液、使用抗生素等方法治疗,待病情缓解后再择期手术。如病情无缓解,或者已诊断为化脓性或坏疽穿孔性胆囊炎,需尽早手术。

有学者提出,如若对急性胆囊炎的患者进行手术,最好选择在患者发病后72小时内实施,俗称为"急性胆囊炎发作后的黄金72小时"。这是因为研究表明,和急性胆囊炎发作72小时后进行手术的患者相比,在发作72小时内实施手术的患者,手术时胆囊区域的局部炎性水肿较轻,解剖清晰,手术时间较短,手术后并发症较少,术后恢复较快。

开腹胆囊切除术是急性胆囊炎、胆囊结石治疗的常规术式。手术的方法有顺行切除和逆行切除两种,一般后者较为安全。在特殊情况下,如患者情况极差、不能耐受此手术,或者手术技术条件差、无法进行此手术的,也可行胆囊切开取石胆囊造口术。胆囊炎症较轻者可行腹腔镜胆囊切除术(LC)。但在少数患者,即使在急性胆囊炎发作后72小时内手术,术中也会发现胆囊及其周围组织水肿很明显,手术很困难,特别是采用LC时。因此,急性化脓、坏疽性胆囊炎不宜采用LC,如在LC施行过程中发现胆囊管炎症重、周围组织粘连等,应果断转为开腹手术,以确保患者安全。术后合理应用抗生素很有必要!

第十一部分
认识
慢性胆囊炎

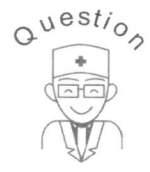

1. 慢性胆囊炎是怎样形成的？

小张被确诊为慢性胆囊炎好多年了,每次胆囊炎急性发作时他都痛得死去活来,但每次去医院打完吊针后他又变得生龙活虎,工作生活一切如常。

大多数情况下,慢性胆囊炎是急性胆囊炎反复多次发作或长期存在胆囊结石的后果,表现为囊壁增厚,胆囊萎缩,内含胆结石。大部分慢性胆囊炎在镜下可见黏膜萎缩,胆囊壁各层有明显的结缔组织增生、淋巴细胞和单核细胞浸润。有时黏膜上皮向囊壁内凹陷生长,深达肌层。

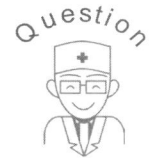

2. 慢性胆囊炎有什么特别的临床表现吗

慢性胆囊炎的临床症状常不典型,大多数患者有胆绞痛的病史,而后有厌油脂、腹胀、嗳气等消化不良的症状。也可有右上腹隐痛,很少有发热。体检可发现右上腹胆囊区有轻压痛或不适。B超可发现胆囊缩小、壁厚、内存结石或充满结石,胆囊收缩功能很差,诊断常无困难。

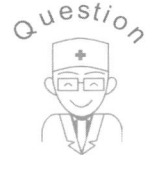

3. 慢性胆囊炎需要手术切除胆囊吗？

治疗临床症状明显又伴胆囊结石者，应行胆囊切除术，这样既可解除症状又可防止癌变。对于年迈体弱、伴有重要器官严重器质性病变者（例如严重的呼吸功能障碍、冠心病、脑血管疾病等）可采用非手术治疗。

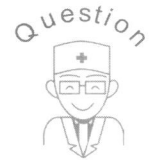

4. 慢性胆囊炎平时要注意什么？非手术治疗方法有哪些？

首先患者饮食要清淡，少食油腻食物，忌酒，还要避免过度劳累。平时在治疗方面可以口服胆酸类药物，如熊胆胶囊。在结石比较小时，还可口服利胆药，如熊去氧胆酸胶囊、丁二磺酸腺苷蛋氨酸肠溶片，以及消炎利胆片等中成药。但在结石不大不小时，例如 5～10mm 者，不主张服用利胆药，因其有引起胆囊管阻塞的可能，从而造成慢性胆囊炎急性发作。

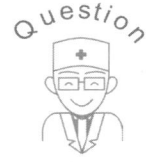

5. B超发现胆囊壁增厚怎么办

常有患者在B超检查时发现胆囊壁增厚,而胆囊大小又无异常,胆囊内也没有结石。这种情况在健康查体时比较常见,患者常不知所措。有的认为自己得了"慢性胆囊炎",自行服用抗生素,有的甚至认为自己患了"胆囊癌",惶惶不可终日。

其实,正常胆囊壁的厚度在1~2mm,不超过3mm,如果胆囊壁的厚度超过3mm,又合并有胆囊结石,则应尽早行胆囊切除术。但是如果只是单纯的胆囊壁增厚,那么通常有以下几种原因:①由细菌感染、寄生虫及代谢失常等因素引起。②为急性胆囊炎反复发作的结果。③为肝炎病毒引起的慢性胆囊炎。④由胆固醇代谢紊乱引起，又称为代谢性胆囊炎。⑤极个别情况有胆囊癌的可能。

①~④在正常人群中是比较常见的，许多情况下并不需要药物治疗，而抗生素只对由细菌感染引起的慢性胆囊炎有效。对于这些患者，如果无症状，胆囊壁仅轻度增厚，可不予药物治疗，仅改善饮食和生活习惯即可，如戒烟限酒、按时进餐、荤素合理搭配等。如果患者有症状，包括上腹部饱胀不适、嗳气、隐痛等，应做胃镜检查，如有胃病，应先按胃病治疗。排除了胃病后，可口服利胆消炎中成药治疗。

当然，为了保险起见，这些患者可每3~6个月复查一次肝胆B超，明确胆囊壁有无进一步增厚，排除胆囊癌变的可能，避免真的发生胆囊癌的时候延误病情。

第十二部分 认识胆石症

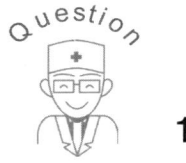

1. 胆石症是怎么回事？

胆石症是指人体胆道系统，包括胆囊和胆管内发生结石的疾病。其临床表现取决于结石的部位，以及是否造成胆道梗阻和感染等因素。胆石症在我国是常见病，发病率平均为5.6%，女多于男，随年龄增长而增高。随着生活水平的提高、饮食习惯的改变、卫生条件的改善，我国患者胆道系统的结石已由以胆色素结石为主逐渐转变为以胆固醇结石为主。

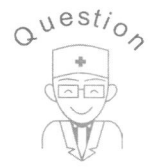

2. 胆石症如何分类?

胆石症的分类方法主要有两种：按结石化学成分分类和按结石所在部位分类。

（1）按结石化学成分分类

可分为两大类，即胆固醇结石和胆色素结石。

胆固醇结石：以胆固醇为主要成分，胆固醇含量＞90%。另有一种胆固醇混合性结石，胆固醇含量＞60%。

胆色素结石：以胆色素为主要成分，胆固醇含量＜45%。可为单发或多发块样或泥沙样。多为胆色素混合性结石。纯胆色素结石为黑色小

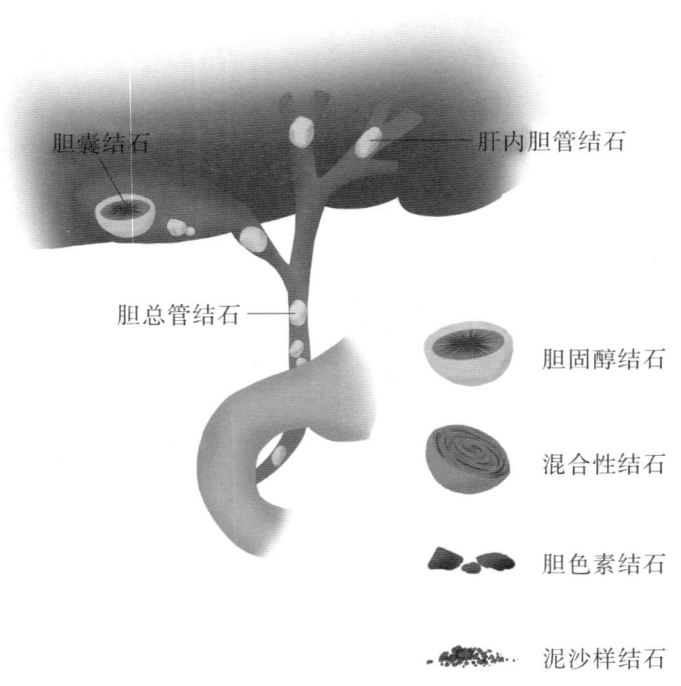

结石。

（2）按结石所在部位分类

可分为胆囊结石、胆总管结石、肝内胆管结石。

胆囊结石：多为多发，单发者多为球形，多发者可为小球形、多面体形或扁片状等，多为胆固醇结石。

胆总管结石：多为原发性结石。单发或多发，大小不等，形状多样，多与胆管形状相似。多为胆色素混合性结石。自胆囊坠入胆总管者为继发结石，其成分与胆囊结石相同。

肝内胆管结石：绝大多数为多发，多见于肝左叶，分布在二级、三级肝胆管内,呈小块状或铸形,有的以蛔虫残体为核心。均为胆色素混合性结石。

上述三种胆结石也可联合存在,如胆囊结石可合并胆总管结石,胆总管结石可合并肝内胆管结石。

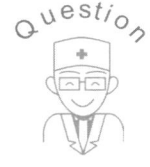

3. 胆固醇结石和胆色素结石是怎样形成的

胆固醇结石和胆色素结石的成因截然不同。以下分别介绍两种胆结石形成的主要原因。

（1）胆固醇结石

胆固醇结石均在胆囊内形成。目前认为胆固醇结石的形成必须具备以下条件。

胆汁中胆固醇过饱和：此时胆汁中胆固醇浓度明显增高，胆汁酸盐和卵磷脂含量明显减少，不足以转运胆汁中的胆固醇，称为成石胆汁。

胆汁中胆固醇的成核过程异常：指胆汁中的小泡聚集融合形成大泡，使溶解状态的胆固醇析出胆固醇单水结晶，这是胆固醇结石形成的最初阶段。在此过程中，在成石胆汁中某些成核因子有明显的促成核作用，可缩短成核时间。

胆囊功能异常：胆囊结石只在胆囊内发生，胆囊切除后胆固醇结石就不再复发了，说明胆囊在胆固醇结石的形成中起重要作用。研究表明：胆固醇结石患者的胆囊对水和电解质的吸收功能增加，使胆汁浓缩；成石胆汁刺激导致胆囊黏膜分泌黏蛋白增加，在成核过程中起重要作用；胆囊收缩运动减弱，其结果是胆汁淤滞于胆囊内，为胆固醇结晶的形成、聚集和生长提供了必要的时间和场所。

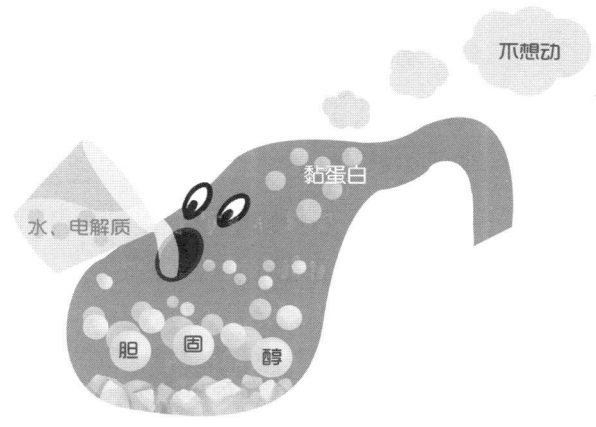

（2）胆色素结石

绝大多数胆色素结石属胆色素混合性结石，其主要成分为胆红素钙，主要发生在胆管内。胆道感染是胆色素结石形成的诱因。正常胆汁中的胆红素约80%为葡萄糖醛酸胆红素，称为结合胆红素。感染胆汁的细菌，包括需氧菌和厌氧菌，能产生葡萄糖醛酸酶和磷脂酶 A。葡萄糖醛酸酶可使结合胆红素水解为非结合胆红素，非结合胆红素与 Ca^{2+} 结合生成胆红素钙沉淀；磷脂酶 A 可使磷脂水解，释放出游离脂肪酸，包括棕榈酸和硬脂酸，它们与 Ca^{2+} 结合生成棕榈酸钙和硬脂酸钙，两者也是胆色素混合性结石的重要成分。

胆道感染还可使胆道黏膜分泌大量糖蛋白，作为基质把上述各种沉淀物凝聚在一起，形成胆结石。应该强调，胆道蛔虫病是胆道感染的重要原因，蛔虫残体又可作为结石核心，在胆色素结石的形成中起重要作用。

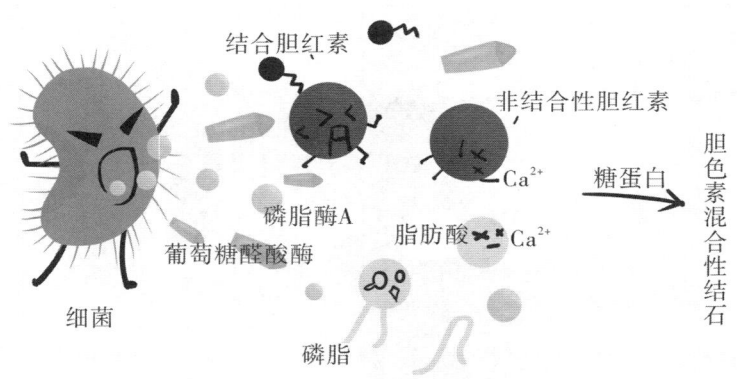

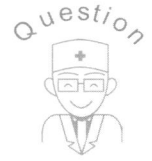

4. 胆囊结石是怎么回事

（1）胆囊结石很常见吗？临床上有什么表现？

是的，胆囊结石为常见病。近年来有增多趋势，可能和饮食结构的改变有关，女性多见。临床上早期常无明显症状，有时伴轻微的上腹部不适，可被误认为是胃病而不能及时确诊。少数单发的、大的胆固醇结石，在胆囊内自由存在，不易发生嵌顿，很少产生症状，仅在体检时偶然发现，称为无症状性胆囊结石。胆囊内的小结石可嵌顿于胆囊颈部，引起临床症状，尤其在进食油腻食物后胆囊收缩，或睡眠时由于体位改变，可使症状加剧。当结石嵌顿于胆囊颈部时，可导致胆囊内压增高，胆汁不能通过胆囊管排出，引起胆绞痛发作。医生检查时患者体征常不明显，右上腹胆囊区可有压痛，有时可扪及肿大的胆囊。

（2）胆绞痛发作时的症状是怎样的？

胆绞痛是胆囊结石典型的首发症状，痛在右上腹，也有部分在剑突下，呈阵发剧痛，向右肩背放射，常伴恶心、呕吐。临床症状也可在几小时后自行缓解。如胆囊结石嵌顿不缓解，则可导致胆囊增大、积液，合并感染时则可发展为急性化脓性胆囊炎或胆囊坏疽乃至胆囊穿孔。如结石较小，可通过胆囊管排入胆总管，则胆绞痛症状可暂时缓解。

（3）胆囊结石如何确诊？

胆囊结石的诊断主要依靠病史和体检，B超检查见胆囊内有结石光团和声影，并随体位改变而移动则可确诊。如发现胆囊增大或胆囊壁增厚提示胆囊积液或有急性胆囊炎。部分胆囊结石会充满胆囊，此时虽然胆囊无明显萎缩，胆囊壁也无明显增厚，但已失去正常的生理功能。

（4）什么情况下胆囊结石需要手术？

胆囊切除术是胆囊结石治疗的最佳选择，出现以下几种情况需要手术切除胆囊：①胆囊结石反复发作，引起临床症状，甚至嵌顿在胆囊颈部或胆囊管处，导致急性胆囊炎或胆囊坏疽、穿孔。②出现慢性胆囊炎，胆囊萎缩、无功能，长期炎症刺激有导致胆囊癌的可能。③结石充满胆囊，虽无明显临床症状，但实际上胆囊已无功能。④结石大于3.5cm，患者将来患胆囊癌的概率显著增加。

(5) 胆囊切除有几种手术方式？

胆囊切除术包括开腹胆囊切除术、腹腔镜胆囊切除术及小切口胆囊切除术。开腹胆囊切除术是治疗有症状的胆囊结石的"金标准"，术中胆管损伤等并发症的发生率小于0.2%，手术死亡率低，效果好，但手术切口较大。腹腔镜胆囊切除术是目前创伤最小的胆囊切除术，具有伤口小、对腹腔内脏器干扰小、术后恢复快、住院时间短等优点。然而腹腔镜胆囊切除术的严重并发症（血管损伤、出血、胆漏和胆道损伤）的发生率高于开腹胆囊切除术。因此，防治并发症、提高安全性仍是腹腔镜胆囊切除术需要高度重视的问题。腹腔镜胆囊切除术尚不能代替开腹胆囊切除术。小切口胆囊切除术创伤小，可直视下手术，安全可靠，术野处理干净，属微创手术范围，近、远期效果均较好。

(6) 胆囊结石还有其他治疗方法吗？

胆囊结石还有以下的治疗方法。

溶石治疗：针对胆固醇结石采用熊脱氧胆酸（UDCA）溶石。

灌注溶石治疗：经肝胆囊置管灌注单辛酸甘油酯、甲基叔丁醚及复方溶石剂等。

体外冲击波碎石治疗：此方法首先被用于治疗泌尿系统结石，后来被移用于胆结石。由于胆结石成分不同于肾结石，且胆汁的量明显少于尿量，因此疗效不佳。

胆囊结石患者的胆汁属成石性胆汁，其胆囊也属病理性胆囊，因此企图保留胆囊的各种治疗方法都缺乏理论基础，其共同的缺点是结石的复发率和再生率很高，应用前途明显受限，包括比较流行的保胆取石亦是如此。

经皮胆囊碎石溶石及胆囊闭腔术：经皮穿刺胆囊插入胆镜行碎石取石有一定疗效，但并发症较多。有人提出胆囊闭腔术，即在碎石取石的基础上用微波电极热凝胆囊管，再注入硬化剂破坏胆囊黏膜，使胆囊腔闭合，从功能上切除胆囊。此方法复杂、烦琐、危险性大、效果不肯定，无使用和发展前途。

（7）平时无不适，偶然在体检时发现的胆囊结石需要手术吗？

由于胆囊结石患者随时可能发生胆绞痛、急性胆囊炎甚至胆囊坏疽等并发症，又由于胆囊结石与胆囊癌密切相关，因此无症状性胆囊结石应定期随访观察，至少每半年做一次B超检查，必要时择期行切除手术。

（8）少数患者切除胆囊后还有腹痛存在，是什么原因？

少数患者胆囊切除术后仍有右上腹绞痛、饱胀不适、恶心呕吐等临床症状，统称为胆囊切除术后综合征。常见原因有：①胆总管内有残余结石。②奥迪（Oddi）括约肌狭窄。③胆囊管残留过长。④胆道功能紊乱，与奥迪括约肌痉挛有关。

明确原因后对症处理，可消除上述临床症状。因此，对于患胆囊结石多年的患者，特别是泥沙样结石，以及胆绞痛发作时出现过身目黄染、小便变黄的患者，宜做磁共振胰胆管造影检查，了解胆道情况。如出现异常，则在胆囊切除前后做相应的处理，可极大减少上述并发症的发生。

（9） 胆囊切除与大肠癌发病有关系吗？

研究提示：胆囊切除与大肠癌发病不存在直接的因果关系。但也有研究认为胆囊切除术后胆汁酸的肠肝循环加快，次级胆酸含量增加，而次级胆酸对大肠癌的发生具有促进作用。流行病学调查发现，女性右侧结肠癌与胆囊切除有联系，但被认为与雌激素的作用有关。总之，患胆囊结石的患者，因担心术后发生结肠癌，而不顾胆囊癌发生的可能，宁可用药物治疗而拒绝胆囊切除术是不适宜的。

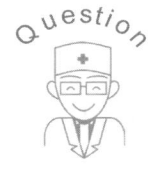

5. 胆总管结石是怎么回事？

胆总管结石在我国和东南亚各国较多见。近10年来，我国的原发性胆总管结石有明显减少的趋势。原发性胆总管结石绝大多数为胆色素混合性结石，部分结石核心中有蛔虫残体。少数患者的结石是由胆囊排出坠入胆总管的，其成分与胆囊结石相同，称为继发性胆总管结石，临床表现与原发性胆总管结石相同。

（1）胆总管结石有什么临床表现？

原发性胆总管结石常见的症状是胆管炎，典型表现为反复发作的腹痛、寒战高热和黄疸，称为查科三联征。①腹痛：为胆绞痛，疼痛部位多局限在剑突下和右上腹部，呈阵发性刀割样，常向右肩背部放射，伴恶心、呕吐。这是由于结石下移嵌顿于胆总管下端壶腹部，引起括约肌痉挛和胆道高压所致。②寒战高热：是胆结石阻塞胆管并合并感染时的表现。由于胆道梗阻，胆管内压力升高，使胆道感染逆行扩散，向肝内发展，致使细菌和毒素通过肝血窦入肝静脉内，引起菌血症或毒血症。③黄疸：结石嵌顿于肝胰壶腹（Vater 壶腹）不缓解，1~2 天后即可出现黄疸，患者首先出现尿黄，接着出现巩膜黄染，然后出现皮肤黄染伴瘙痒。部分患者结石嵌顿不重，阻塞的胆管近侧扩张，胆结石可漂浮上移，或者嵌顿的小结石通过壶腹部进入十二指肠，可使上述症状缓解。这种间歇性黄疸，是胆总管结石的特点。如梗阻性黄疸长期得不到解决，将会导致严重的肝功能损害，直至胆汁性肝硬化。

体检时可以发现患者巩膜及皮肤黄染。剑突下或右上腹部有深压痛，感染重时可有局限性腹膜炎、肝区叩击痛。胆总管下端有梗阻时可触及肿大的胆囊。

实验室检查可以发现血清总胆红素升高，其中直接胆红素升高明显，碱性磷酸酶升高，尿常规中胆红素阳性，尿胆原降低或消失。血白细胞可增高。

B 超检查是首选诊断方法，可见肝内、外胆道扩张，胆囊增大，胆总管内见结石影像。如诊断困难还可选用磁共振胰胆管造影（MRCP）、CT 或内镜逆行胰胆管造影（ERCP）等检查。

（2）如何诊断胆总管结石？

根据患者典型的病史、临床表现、体检、实验室检查及影像学检查，术前诊断胆总管结石大多没有明显困难。

胆总管结石出现黄疸时应与壶腹部癌及胰头癌相鉴别，后两者没有反复发作的腹痛，黄疸多呈进行性加深，B超和CT等检查可见壶腹部或胰头肿物影。

(3) 胆总管结石的治疗原则是什么？

胆总管结石主要采用外科手术治疗。治疗原则包括：①解除胆道梗阻。②取净结石。③畅通引流胆道，预防结石复发。④合理应用抗生素。

多选用择期手术。一旦诊断为胆总管结石就应积极准备手术。对于反复发作者，或术后有残余结石，或复发结石者也应积极手术。对于胆道梗阻、出现黄疸者，或合并感染者更应尽早急诊手术。因为长期存在的胆总管结石，即使无黄疸发生也可导致胆汁性肝硬化。当出现胆道感染、休克时再急诊手术对患者更无好处，危险性会增大，手术死亡率会增加。

(4) 胆总管结石手术要注意什么？

手术时用取石钳或刮匙取石，必要时采用术中胆道镜探查取石，防止结石残留；手术时还要防止十二指肠损伤；要选择合适口径的乳胶T形管，置入胆总管；用可吸收线或细丝线缝合胆总管切开的地方，确保不漏；在胆总管下端短段狭窄时，还要行括约肌切开成形术；胆总管下端严重狭窄或梗阻，无法用手术方法在局部解除梗阻的患者，需要做胆总管与空肠吻合术，内引流胆汁，同时还要切除胆囊。

术后注意调整水电解质及酸碱失衡，合理应用抗生素，注意保护肝功能。术后要保持T形管引流畅通，术后两周左右，如患者黄疸消退、无发热、胆汁清，可行T形管造影，证实无结石残留且胆总管下端畅通后，再连续闭管3~5天，无不适则可拔除T形管。但在老年患者、身体营养状况比较差的患者、合并有糖尿病的患者或需要长期服用激素的患者，拔除T形管的时间还需要适当延长，以防拔除T形管时因T形管窦道长不好而发生胆瘘。笔者曾见过一位80多岁的老年患者，术后2个多月拔除T形管还出现了胆瘘，后来采取抗感染、加强营养、换药等各种措施，用了3个多月的时间才使他的胆瘘愈合。一般的患者，胆总管如有残余结石的话可在手术6周拔除T形管后，通过T形管窦道用胆道镜取石。

（5）胆总管结石有微创治疗方法吗？

目前，随着内镜诊治技术的提高，在做内镜逆行胰胆管造影（ERCP）检查的同时，可向胆总管内放置取石篮取除结石，称为ERCP微创取石。合并胆道感染时或为预防胆道感染的发生，可行内镜鼻胆管引流。上述方法操作简便，创伤小，尤其适用于结石数量不多且较小，而患者因高龄、体质差、伴有重要脏器疾病无法耐受手术者。

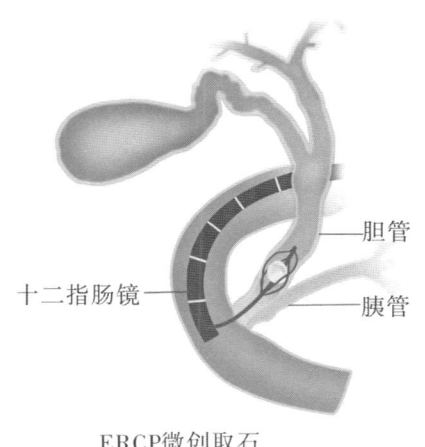

ERCP微创取石

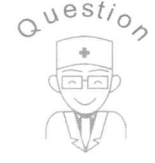

6. 肝内胆管结石是怎么回事

（1）肝内胆管结石的成因是什么？对肝有什么影响？

在东亚、东南亚一些国家和地区，肝内胆管结石的发病率很高。目前认为，肝内胆管结石的成因与胆道寄生虫、胆道感染、胆汁淤滞、胆管变异、胆汁引流不畅等因素有关。其中以蛔虫残骸或肝吸虫为核心的结石较多见。肝内胆管结石几乎全部为胆色素混合性结石。

左侧肝内胆管结石明显多于右侧，左、右肝广泛肝内胆管结石也不少见。肝内胆管结石常合并肝内胆管狭窄，以左侧肝管最明显，呈节段性分布，狭窄处常有胆管分支，狭窄远端胆管扩张，其内存在或充满结石。肝内胆管结石与肝内胆管狭窄、扩张，两者互为因果。长期存在的结石，合并肝内胆道感染及胆汁淤滞，可导致结石所在的肝组织萎缩并与膈肌粘连，对侧肝呈代偿增大，肝的外形改变，肝门向患侧不同程度旋转。

长期肝内胆管结石刺激可导致胆管癌变。肝内胆管结石也常合并胆总管结石。

（2）肝内胆管结石有什么临床表现？

肝内胆管结石的临床表现因结石存在的部位不同而不同。一般而言，其症状不如胆总管结石那样典型和严重。位于周围胆管的小结石平时可无症状。结石位于肝叶胆管时，患者只有肝区不适或轻微疼痛。当结石位于左、右肝管或整个肝内胆道充满结石时，患者会有肝区胀痛，但常无胆绞痛，一般无黄疸。如合并感染则会出现寒战、高热、轻度黄疸，甚至休克，称为急性梗阻性化脓性肝胆管炎，如合并胆总管结石，其临床症状则被胆总管结石的症状所掩盖。如合并肝脓肿，则表现为肝区痛、高热，以及肝脓肿本身的其他症状，如脓肿穿破至膈下、胸腔，甚至穿破至肺脏形成胆管与气管瘘。病史长者，虽然不会出现明显黄疸，但可出现胆汁性肝硬化、门静脉高压及肝功能障碍的临床表现。

体检时，慢性期的患者常无特异临床表现，可有肝大、肝区叩痛，合并门静脉高压者可有脾大。急性期合并胆道梗阻或感染者，可出现急性梗阻性化脓性肝胆管炎的表现，与急性化脓性胆管炎相同。

实验室检查血白细胞明显升高，肝功能检查见血清转氨酶、γ-谷氨酰转移酶（γ-GT）、碱性磷酸酶（ALP）和胆红素升高。高热时血细菌培养阳性，以大肠杆菌最多见，厌氧菌感染也常见。

影像学检查中B超诊断肝内胆管结石的准确率可达100%，并可提示结石存在的部位，可以发现有无胆管扩张，有无肝萎缩。同时可提供是否合并肝硬化、脾大、门静脉高压及胆总管结石等信息。根据病史、临床表现、影像学检查可做出明确诊断。

（3）肝内胆管结石会导致什么并发症？

肝内胆管结石合并感染时可导致休克、败血症及肝脓肿；脓肿破溃至肝动脉支或门静脉支，可造成肝内胆道出血；晚期会导致胆汁性肝硬化、门静脉高压、肝肾功能损害等。

（4）肝内胆管结石如何治疗？

肝内胆管结石的治疗以手术治疗为主。肝内胆管结石的治疗难度明显高于胆总管结石。各种治疗方法的效果都不能完全令人满意，关键问题是残余结石率高、再手术率高，可造成肝功能损害致肝衰竭。

根据不同的病情，临床上常选择不同的处理方法：①周围型肝内胆管结石，无明显临床症状，不需手术处理。②肝左叶胆管结石，肝外胆道不扩张也无结石，应该进行肝左外叶切除术，并取出结石。③合并胆总管结石并有胆管扩张者，切开胆总管探查取石。术中用胆道镜取石，术后胆总管放置合适口径的T形管引流。术后半个月行B超和T形管造影，以判断有无残余结石。残余结石可在手术6周后再用胆道镜取除。④合并肝门部胆管（胆总管的初级分支部分）狭窄者，应解除狭窄，取出结石，行肝门胆管空肠吻合术，同时切除胆囊。⑤右侧肝内胆管结石合并肝萎缩，而左肝正常者，也可切除萎缩的右肝。⑥全肝内胆道充满结石，无法取净，且肝功能损害有生命危险者，可施行肝移植术。

合并肝内胆管炎时，应该采用抗生素治疗，控制感染。重症感染时也应手术探查胆道，解除梗阻，取石并引流。条件许可者也可同时切除病灶。

肝内胆管结石常因有残余结石而需反复多次手术，所以较胆总管结石的治疗难度大得多。

第十三部分 认识先天性胆管囊状扩张症

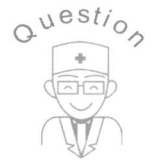

1. 何为先天性胆管囊状扩张症？

何女士20多岁，是刚入职一年的公司职员。平时常感觉到右上腹隐痛，她以为是坐办公室坐久了引起的，所以没怎么在意。最近公司体检，B超医生发现她的胆总管很粗，建议她做磁共振检查，结果被诊断为"成人先天性胆管囊状扩张症"，医生建议她做手术。

先天性胆管囊状扩张症是指肝内和/或肝外胆道的先天性囊状扩张。此类患者女性明显多于男性，约75%的病例在10岁前被诊断，部分患者到了成人阶段才表现出临床症状。

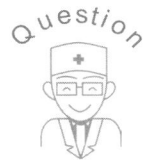

2. 先天性胆管囊状扩张症的临床表现有何特点

先天性胆管囊状扩张症患者在儿童或青年时期常无症状，多因长期胆汁淤积致胆结石形成、胆道感染后才有表现。腹痛、畏寒、发热及黄疸是先天性胆管囊状扩张症的主要症状，与胆石症、胆管炎相同，容易造成判断失误。胆道感染严重者可发展成胆源性肝脓肿和败血症。缓解期可无任何症状，部分患者也可因反复胆道感染而出现肝脏肿大及压痛，最终导致肝硬化和门静脉高压。超声检查是首选的诊断方法，其他诊断方法包括上腹部CT、胆道核素扫描及内镜逆行胰胆管造影（ERCP）等。磁共振胰胆管造影（MRCP）能够显示肝内、外胆道的完整影像

（如下图所示），具有重要的诊断价值。

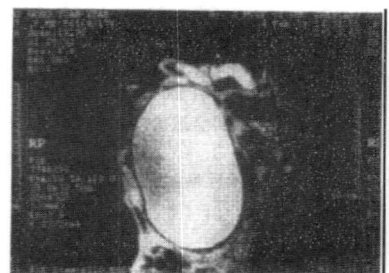 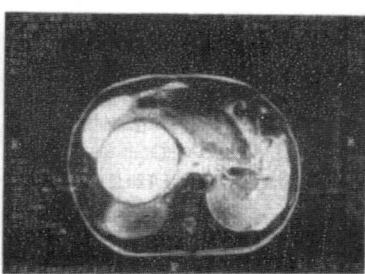

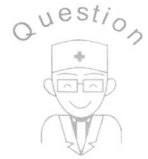

3. 先天性胆管囊状扩张症需要手术治疗吗

因扩张的胆管囊肿壁无排空能力,可造成胆汁滞留和感染,并且随着年龄的增长,囊肿壁的癌变率明显增高,最高可达50%。因此,先天性胆管囊状扩张症的合理治疗需要彻底切除囊肿,行肝总管与空肠吻合术。

第十四部分
认识
胆道蛔虫病

1. 胆道蛔虫病是如何引起的？

曾同学是一个小学生,在农村上学,平时家里和学校的卫生条件也不是很好,最近几天她感到上腹部绞痛难忍,但过一两个钟头疼痛又能自己好转、缓解,反反复复发作了好多次。她的父母带她到市里的大医院就医,超声检查提示她患了胆道蛔虫病,后因合并胆管炎而做了手术。

蛔虫寄生在人体小肠的中下段,由于饥饿、胃酸降低或驱虫不当等因素,蛔虫上扰可钻入胆道引起临床症状。随着人们饮食习惯和卫生条件的改善,肠道蛔虫和胆道蛔虫已很少见,但是在条件不好的地区仍常见到。

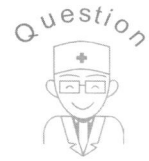

2. 胆道蛔虫病有何临床特点

患者会感觉突然发生剑突下方钻顶样绞痛，伴右肩或左肩部放射痛。疼痛令人难以忍受，患者会辗转不安、痛苦呻吟。疼痛可突然平息、突然再发，无一定规律。合并胆道感染时，可出现寒战、高热，也可有合并急性胰腺炎的临床表现。体征甚少或轻微，当患者胆绞痛发作时，除剑突下方有深压痛外，并无其他阳性体征。这是本病的特点。患者体温多不增高。一般不出现黄疸，少数可有轻微的黄疸。

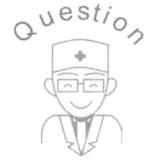

3. 如何诊断胆道蛔虫病

根据前述临床表现，多可做出诊断。超声检查可提示胆管内蛔虫的影像，内镜超声诊断会更准确。当然还需排除胆石症、急性胰腺炎、胃十二指肠溃疡急性穿孔、胃痉挛和心绞痛等疾病。

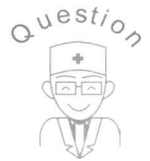

4. 胆道蛔虫病有什么治疗方法？

胆道蛔虫病的治疗原则包括解痉、镇痛、利胆、驱虫、控制感染等。大多数患者经非手术治疗可治愈或症状缓解，仅在出现严重并发症（如胆管炎）时才考虑手术治疗。

非手术治疗：①解痉镇痛，可口服或注射阿托品、消旋山莨菪碱（654－2）等胆碱能阻滞剂，必要时可用哌替啶止痛。②利胆驱虫，胆道蛔虫病发作时可口服食醋、驱虫药、利胆排虫中药（如乌梅汤）和33％的硫酸镁溶液等。也可用氧气驱虫。③控制胆道感染，针对致病菌（多为大肠杆菌感染），选择合适的抗生素。④用纤维十二指肠镜、取石钳或网篮取出钻入胆道的蛔虫。

手术治疗：可手术切开胆总管探查、取虫和引流。术中或术后进行驱虫治疗，防止复发。

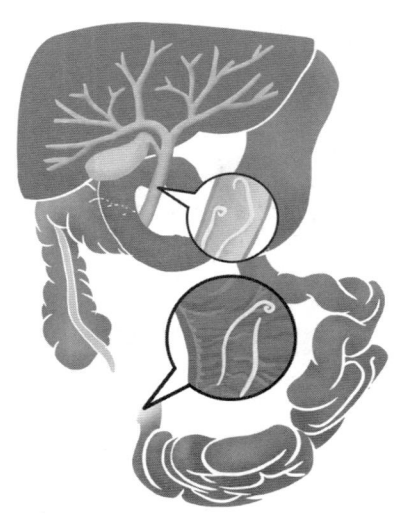

第十五部分

认识
肝吸虫病

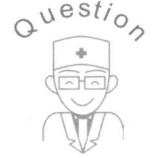

1. 什么是肝吸虫病?

小李特别喜欢吃鱼生,特别是家乡淡水鱼做的鱼生,他觉得十分鲜甜味美。但最近他觉得上腹隐痛,去医院验了大便、做了腹部B超,结果被诊断为肝吸虫病,且被告知很可能与他喜食鱼生有关,要服药驱虫。

肝吸虫病即华支睾吸虫病,是由华支睾吸虫寄生于人体肝内胆道所引起的寄生虫病。人类常因食用未经煮熟的含有华支睾吸虫囊蚴的淡水鱼或虾而被感染。

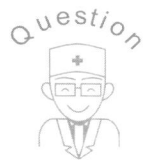

2. 什么是肝吸虫?

肝吸虫是雌雄同体的吸虫。其生活史复杂,包括成虫、虫卵、毛蚴、胞蚴、雷蚴、尾蚴、囊蚴及幼虫等八个阶段。成虫寄生在肝内胆道系

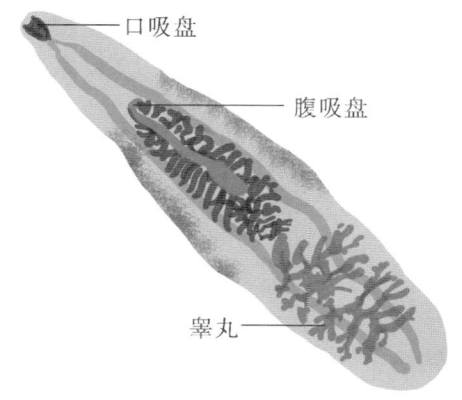

统，尤其在肝管的分支部分。偶亦可见于胰腺管内。成虫虫体狭长、扁薄，前端尖细，后端较钝圆，状似葵花子。体表无棘，呈褐色，半透明。大小为（10~25）mm×（3~5）mm，有口、腹两个吸盘，消化器官有口、咽、食管和分支的肠管。生殖器官系雌雄同体，其两个睾丸均呈分支状，前后排列于虫体的后端。

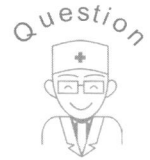

3. 肝吸虫病的临床表现是怎样的？

肝吸虫病症状轻重不等，一般可分为三度：①轻度，约占35%。无自觉症状，只在粪便检查时可发现虫卵。或有轻度胃肠道症状，如食后胃部有压痛、软便等。②中度，约占55%。主要有较明显的胃肠道症状，如食欲缺乏、消化不良、右上腹胀痛、肝大、轻度水肿。如有细菌感染可继发胆管炎、胆囊炎。③重度，约占10%。有明显胃肠道症状，如反复腹泻或便秘，右上腹疼痛或有脾大、腹水、贫血等。多见于儿童。

同一患者上述几种临床类型可同时存在。此外，尚有极少数初次大量感染的患者，于感染后1个月左右可突然发病，呈寒战、高热、中上腹或右上腹胀痛，肝大伴压痛，轻度黄疸，亦有脾大者。血中嗜酸性粒细胞显著增高。极个别患者可出现类白血病反应。数周后急性症状消失，但仍有消化不良、乏力、肝大等表现。

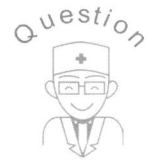

4. 怀疑患了肝吸虫病应该做什么检查

(1) 血液检查

急性患者可有白细胞计数增高，嗜酸性粒细胞增多。严重感染者尚可出现嗜酸性粒细胞类白血病反应，白细胞计数可达 $50×10^9/L$，嗜酸性粒细胞可达60%以上。慢性患者可呈轻度贫血，白细胞总数正常或轻度增加，多数病例嗜酸性粒细胞轻度增加（5%～10%）。血沉加快，血清碱性磷酸酶、谷丙转氨酶和γ-谷氨酰转肽酶活力增高。血浆总蛋白和清蛋白减少。

(2) 免疫学检查

皮内试验、间接血凝试验、对流免疫电泳试

验、酶联免疫吸附试验、间接荧光抗体试验等都曾试用于华支睾吸虫病的辅助诊断，但检测结果出入较大，不能确诊，现仅作为流行病学调查初筛之用。近年来，有学者试用夹心酶联免疫吸附试验检测循环抗原，其灵敏性及特异性优于循环抗体检测法。

（3）寄生虫学检查

粪便检查：①直接涂片法操作简便，缺点是轻度感染者粪便中虫卵很少，不易检出，通常需多做几次。②沉淀集卵法可用清水沉淀，因虫卵较重而小故适用。也可在清水沉淀后再行离心，还可用盐酸乙醚处理后再行离心，使虫卵集中沉在离心沉淀管尖端而易检出。③氢氧化钠消化法，可兼做虫卵计数检查法。

十二指肠液或胆汁检查：用十二指肠引流术取出十二指肠液，尤其是胆汁，则虫卵检出率可大为提高。因虫卵从胆管直接排入十二指肠内，胆汁中虫卵最多且无杂物混合在内，故容易检出。用引流的全部胆汁沉淀浓集检查虫卵，其阳性率更高。此外，在胆道手术中发现成虫，在胆道引流管中发现成虫或虫卵，或在肝穿刺术的穿刺针管内或组织块中发现成虫或虫卵，均有助于明确诊断。

（4）影像学检查

B超检查：可见肝内光点粗密欠均，有小斑片或团块状回声，弥漫性中、小胆管不同程度扩张，胆管壁粗糙、增厚、回声增强。

CT检查：可见肝内胆道从肝门向周围均匀扩张，肝外胆道无明显扩张。肝内呈管状扩张，胆管直径与长度比多小于1∶10；囊样扩张的胆小管以肝周边分布为主，管径大小相近。少数病例胆囊内可见不规则组织块影。

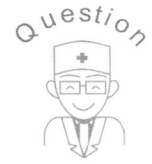

5. 肝吸虫病如何治疗

（1）一般治疗

对于重症患者应先给予对症及支持疗法，如增加营养、纠正贫血、利尿消肿等，待全身情况好转后，再进行驱虫治疗。

（2）病原治疗

吡喹酮：是治疗本病的首选药物，具有疗程短、疗效高、毒性低、反应轻，以及在体内吸收、代谢、排泄快等优点。连服2天，治疗后3个月粪便虫卵阴转率可达90％以上。少数病例服药后会出现头晕、头痛、乏力、恶心、腹痛、腹泻等不良反应，24小时后可减轻或消失。一般治疗量对肝、肾无明显损害。个别患者可有期前收缩、心律失常等。

阿苯达唑：近年来临床上应用阿苯达唑治疗本病，效果满意，粪便虫卵阴转率几乎为100%。

（3）对症治疗

对重度感染并有较重营养不良或肝硬化者，应加强营养，纠正贫血，保护肝脏，以改善全身状况，并及时进行驱虫治疗。并发胆囊炎、胆管炎者，除驱虫外还要加用抗菌药物。急性胆囊炎、胆石症、胆总管梗阻者应予手术治疗。合并病毒性肝炎时，除积极保护肝脏外，应在病情改善的基础上尽早进行驱虫治疗。

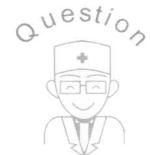

6. 肝吸虫病应如何预防

需大力做好卫生宣传教育工作，提高群众对本病传播途径的认识，自觉不吃生的或不熟的鱼虾。改进烹调方法，改变饮食习惯，注意分开使用切生熟食物的菜刀、砧板及器皿。也不用生鱼喂猫、犬。

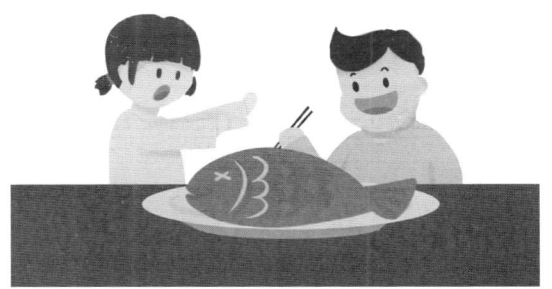

积极治疗患者和感染者,是减少传染源的有效措施。

合理处理粪便,改变养鱼的习惯,都是预防华支睾吸虫病传播的重要措施。此外,结合生产的需要,清理塘泥、消毒鱼塘,对杀灭华支睾吸虫中间宿主螺类有一定效果。

第十六部分
认识
急性梗阻性化脓性胆管炎

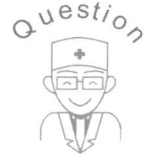

1. 什么是急性梗阻性化脓性胆管炎？

黄大爷80多岁,被确诊为"肝内胆管结石合并胆总管结石"多年,经常反复出现胆道感染,每次在医院打几天吊针就好了,医生劝他做手术,他想:自己都这么大年龄了,能不能过得了手术关呢?还是算了吧。前几天,黄大爷突然出现右上腹剧烈绞痛,全身寒战、高烧不退,眼黄、小便黄,很快又全身出冷汗,昏迷不醒,家人急打"120"把他送到医院,医生诊断为"急性梗阻性化脓性胆管炎",经紧急手术,挽救了黄大爷的生命。

急性梗阻性化脓性胆管炎,英文缩写为"AOSC",是因急性胆道梗阻并继发化脓性感染所致，是胆道感染疾病中的严重类型，亦称为急性重症胆管炎。如诊断处理不及时，短时间内会造成患者休克及多器官衰竭甚至死亡。

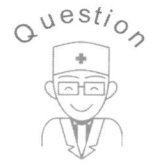

2. 急性梗阻性化脓性胆管炎的病因是什么？

胆管结石是最常见的原因，其他原因还有：胆道蛔虫、胆道良性狭窄、吻合口狭窄或肿瘤等。梗阻的部位可在肝内，但最多见于胆总管下端。造成化脓性感染的致病菌几乎都是逆行进入胆管的肠道细菌，其中大肠杆菌最常见，绿脓杆菌、变形杆菌和克雷伯菌次之，厌氧菌亦多见，也可混合感染。梗阻越完全，管腔内压越高；当胆管内压很高时，胆汁中的细菌和毒素即可逆行进入肝血窦，产生严重的脓毒血症，发生感染性休克。

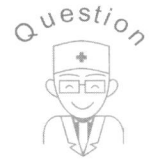

3. 发生急性梗阻性化脓性胆管炎时有怎样的病理变化

急性梗阻性化脓性胆管炎的基本病理变化是胆道梗阻和胆管内化脓性感染。管腔内充满脓性胆汁或脓液，胆管黏膜充血水肿，上皮细胞变性、坏死脱落，管壁各层呈不同程度的中性粒细胞浸润等病理改变。

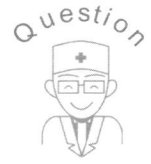

4. 急性梗阻性化脓性胆管炎的临床表现是怎样的

大多数患者有胆道病史，部分患者可能有胆道手术史。患者胆道梗阻的程度及胆道感染的程度不同，其临床表现也不同。

◎左、右肝管汇合以上梗阻合并感染者，腹痛轻微，一般无黄疸，以高热寒战为主要临床表现。腹部多无明显压痛及腹膜炎体征，常表现为肝大，一侧肝管梗阻可出现不对称性肝大，患侧肝区叩痛、压痛。重症肝胆管炎时，也可出现感染性休克等症状。

◎肝外胆道梗阻合并感染者，临床主要表现为上腹部剧烈疼痛、寒战高热、黄疸，这是本病的典型症状，临床上称为查科三联征。当胆道梗阻和感染进一步加重时，其临床表现将继续发展，出现感染性休克和神志改变，与查科三联征统称为急性梗阻性化脓性胆管炎（AOSC）的五联征。

本病是胆道外科的急症，起病急骤，发展迅猛，有时没等出现巩膜、皮肤黄染，就出现血压下降、脉快、神志淡漠、嗜睡、昏迷等症状。如未予及时有效的治疗，病情继续恶化，将发生急性呼吸衰竭和急性肾衰竭，严重者可在短期内死亡。

体检患者体温常高达40℃以上，脉率达每分钟120～140次，血压降低，呼吸浅快，轻度黄疸，剑突下压痛、肌紧张，肝区叩痛，有时可扪及肝大和胆囊肿大。

实验室检查可发现患者的血中白细胞和中性粒细胞均明显增高，尿胆红素阳性，血胆红素升高，尤其直接胆红素升高，碱性磷酸酶（ALP）升高，肝功能改变，多数患者出现代谢性酸中毒。寒战时做血培养，多有细菌生长。

B超是诊断本病的主要辅助检查方法，可发现肝内、外胆道不同程度的扩张，胆总管或肝内胆管结石，胆管壁增厚，胆囊增大等。

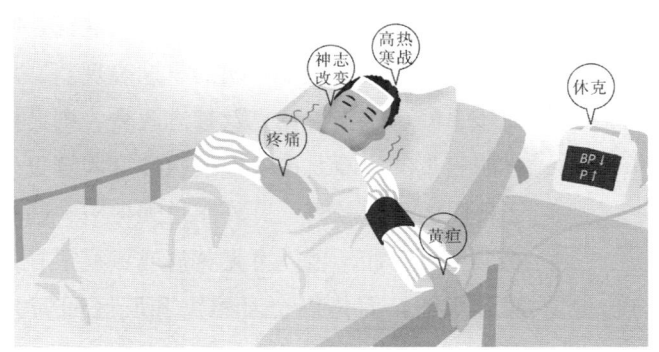

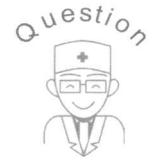

5. 如何诊断急性梗阻性化脓性胆管炎？

根据患者的病史、临床表现（查科三联征），再加上休克和神志改变，具备五联征即可诊断。B超检查可进一步确诊。但即使不完全具备五联征，如尚未出现黄疸或神志改变等，也不应除外本病的诊断。如仅有查科三联征，则已构成胆管炎的诊断，即本病的早期表现。一旦出现血压下降、感染性休克及神志改变，则已构成重症胆管炎的诊断。在急性梗阻性肝胆管炎中，由于梗阻的部位较高，肝外胆道无梗阻，临床症状不典型，疼痛不重，可无黄疸或黄疸很轻，无腹膜刺激征，而是以全身感染和肝区叩痛为主要表现。

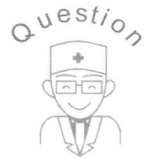

6. 急性梗阻性化脓性胆管炎如何治疗?

治疗原则是紧急手术,切开胆总管减压,取出结石解除梗阻,通畅引流胆道。应边抗休克边手术,首先建立通畅的静脉输液通道,加快补充水电解质,补充有效循环血量,同时给予大剂量有效抗生素,休克者使用多巴胺维持血压,防止病情恶化。手术以切开胆总管减压并引流胆管挽救生命为主要目标,力求简单有效,胆总管内结石应力争取净,尽量缩短手术时间。大多数患者在手术切开胆总管后血压会有回升。术中选择合适的T形管引流以备术后取石。胆囊造口术难以达到充分减压和引流胆管的目的,不宜采用,仅在术中难以顺利显露胆总管时方可采用。

对伴有肝内胆管结石合并肝胆管狭窄者，可用胆道探子扩张狭窄处，冲洗肝内胆道并将引流管放置在狭窄以上的肝胆管内。术中不必强求取净结石，残余结石待术后用胆道镜取出。

术中抽取胆汁做细菌培养和药物敏感度试验，对术后抗生素的选择有指导意义。

本病也可采用内镜鼻胆管引流（ENBD）或经皮经肝胆管引流（PTBD）治疗，ENBD适用于胆总管下端嵌顿结石合并胆管炎者，借助内镜行括约肌切开，用网篮取出结石，插入导管引流。或者后置入支架引流。如属单发胆总管结石，取石后可治愈。PTBD对肝内胆管结石造成的肝胆管炎有一定疗效，属侵袭性措施，存在发生出血、胆汁性腹膜炎等并发症的可能。

第十七部分
认识
原发性硬化性胆管炎

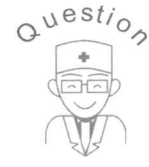

1. 原发性硬化性胆管炎是一种什么疾病？

朱先生50多岁，平常身体十分健康，不抽烟、不喝酒，也没有其他不良嗜好，但最近出现了眼睛黄、小便黄、皮肤瘙痒，而且越来越严重，他以为自己得了肝炎，去医院检查，结果被诊断为原发性硬化性胆管炎。

原发性硬化性胆管炎是一种以肝内外胆管纤维化、管壁增厚致胆管狭窄或闭塞的炎症性疾病，又称为狭窄性胆管炎。此病较罕见。由于其进行性发病可导致患者因肝硬化、门静脉高压和肝衰竭而死亡，故预后极差，肝衰竭及其并发症是主要死亡原因，最终也可发展为胆管癌。

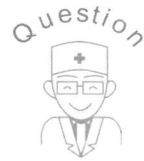

2. 原发性硬化性胆管炎的病因有哪些

本病的病因尚未完全阐明，可能与下列因素有关：①慢性炎性肠病。约70%的原发性硬化性胆管炎患者有溃疡性结肠炎。②自身免疫疾病。有关人类白细胞抗原（HLA）的研究表明，HLA抗原分子与原发性硬化性胆管炎的发病有密切关系，原发性硬化性胆管炎的病因与免疫因子的介导也有关系。③病毒感染。

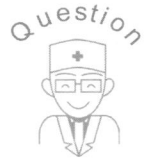

3. 发生原发性硬化性胆管炎时，患者的胆管有怎样的改变

原发性硬化性胆管炎的病变范围可累及肝内外胆道的各个部位。肝外的胆管壁明显增厚、胆管狭窄，最常见胆管壁纤维化，管腔仅有 3～4mm 粗。组织学以胆管黏膜下的炎性细胞浸润和纤维化为特征，并不累及胆管黏膜。

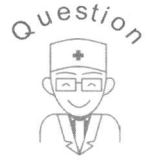

4. 原发性硬化性胆管炎有什么临床表现？

本病多见于男性，男女发病比率为 2∶1，发病年龄多在 25～50 岁，偶尔见于儿童。其临床表现为持续性无痛性黄疸、瘙痒、发热、恶心、乏力、神志淡漠等，有时表现为寒战、高热等胆管炎症状。体检可发现患者黄疸严重，皮肤可呈暗绿色，肝脾大。晚期出现腹水、呕血、黑便、昏迷等症状。

实验室检查患者的血清总胆红素升高，以直接胆红素升高显著，碱性磷酸酶升高，血浆铜、铜蓝蛋白和尿铜增加，约半数患者血 IgM 水平增加。直接胆道造影是诊断本病最有效的方法。最终确诊有赖于病理检查，有时难以与硬化性胆管癌相区别。

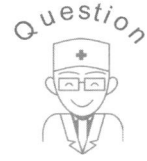

5. 原发性硬化性胆管炎有什么治疗方法?

本病缺乏有效的治疗方法。免疫抑制剂青霉胺、肾上腺皮质激素、环孢素 A 等对本病均无明显效果。熊脱氧胆酸可改善患者的实验室指标和临床症状,但机制尚不清楚。

手术效果也不满意。手术的目的在于缓解梗阻,减轻黄疸和感染,延缓病情进展。肝移植术是本病治疗的首选,5 年生存率可以达到 60%。

第十八部分
认识
胆管癌

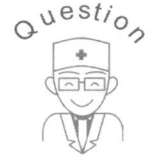

1. 什么是胆管癌?

李女士平时身体很棒,但最近被家人发现眼睛有点发黄,因为身体没有其他不适,所以她没有在意,以为休息一下就好了,结果不但眼睛越来越黄,而且全身都变黄了。后来她在家人的陪同下到医院做了检查,被确诊为肝门部胆管癌,做了手术,黄疸消失了。

胆管癌是指发生在左、右肝管至胆总管下端的肝外胆道恶性肿瘤,较少见。男女发病无差异,50岁以上者多见。肝总管癌(肝门部胆管癌)多见,占50%~75%;十二指肠上缘以上的胆总管癌占10%~25%;胰腺段的远端胆总管癌占10%~20%。壶腹癌不包括在胆管癌的范畴内。另有一种弥漫性的胆管癌,很少见。

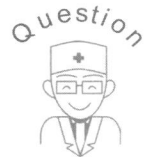

2. 胆管癌同哪些疾病相关？

胆管癌与胆结石可能有关，50%的胆管癌患者合并胆结石。先天性胆总管囊肿的癌变率达17.5%。胆管癌与硬化性胆管炎和溃疡性结肠炎的关系仍未确定。华支睾吸虫感染可致胆管癌。

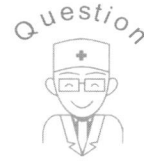

3. 胆管癌的肿瘤特性是怎样的

大多数胆管癌为腺癌，分化好，少数为未分化癌、乳头状癌或鳞癌。肿瘤多为小病灶，呈扁平纤维样硬块，同心圆生长，可引起胆道梗阻，并直接浸润相邻组织。沿肝外胆道的淋巴分布及流向转移，并沿肝十二指肠韧带内神经鞘浸润是其转移的特点。

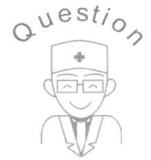

4. 胆管癌有何临床特点

本病的主要临床表现为无痛性黄疸，包括无胆汁大便（陶土便）、深色尿、巩膜黄染、皮肤黄染及瘙痒等。也可有厌食、恶心等症状。腹部超声和CT显示胆管扩张，可初步确定诊断。如发现胆囊扩张增大，则表明肿瘤位于胆囊管与肝总管汇合以下。相反，如肝内胆道扩张，而胆囊空虚，胆总管不扩张，在肝门胆管区见到较小的软组织肿块，则说明肿瘤位于肝门部胆管。

实验室检查血总胆红素和直接胆红素明显升高，碱性磷酸酶（ALP）升高，尿胆红素阳性。

磁共振胰胆管造影（MRCP）能清楚地显示肝内外胆道的影像，显示病变的部位，明显优于经皮经肝胆管造影（PTC）、内镜逆行胰胆管造影（ERCP）、B超和CT。

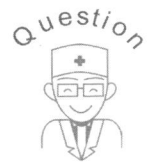

5. 胆管癌如何治疗

手术切除肿瘤是治疗胆管癌的主要手段，根据肿瘤存在的部位可采取不同的手术方式。

◎对于肝门部胆管癌，可手术切除十二指肠以上的肝外各胆管、胆囊，包括肿瘤在内的左、右肝管，清除肝十二指肠韧带内淋巴结和脂肪组织，即骨骼化处理。必要时切除患侧肝或肝方叶，施行肝门胆管空肠吻合术。对于无法切除的肿瘤，可采用介入治疗。术后进行放射治疗也有一定疗效。不能切除的肝门部胆管癌，肝移植也是一种选择，但效果不佳，原因是术后肿瘤容易复发。

◎对于中段胆管癌，应切除肿瘤，清扫淋巴

结，进行肝十二指肠韧带骨骼化处理，再行肝门胆管空肠吻合术。必要时可施胰头十二指肠切除术，以便扩大根治治疗。

◎对于下1/3段胆管癌，一般做胰头十二指肠切除术。

第十九部分
认识
胆囊息肉

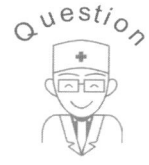

1. 什么是胆囊息肉

姚女士40多岁,单位每年都给职工免费体检,3年前的体检发现她胆囊上有一个直径约3mm大小的息肉,经过几次B超检查,她的胆囊息肉大小比较稳定,变化不大。但最近一次的B超检查却发现她的息肉增大较快,直径达到了1.2cm,医生建议她赶快入院手术。

胆囊息肉是指胆囊壁向腔内呈息肉样突起的一类病变的总称,包括肿瘤性息肉和非肿瘤性息肉,因在临床上和影像学检查上很难明确其性质,故又称胆囊黏膜隆起性病变。

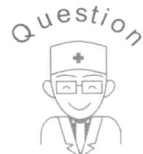

2. 引起胆囊息肉的病因有哪些

胆囊息肉的病因较复杂，可能与慢性胆囊炎、胆囊结石和胆固醇代谢紊乱有关。肥胖、吸烟、高脂血症、高胰岛素血症、肝硬化、上消化道和胆道的解剖异常，是胆囊息肉的好发因素。

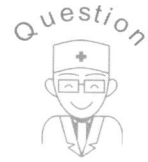

3. 胆囊息肉分为哪几种？哪种息肉可引起癌变

胆囊息肉可分为胆固醇性息肉、炎性息肉、胆囊腺肌瘤、胆囊腺瘤性息肉等。其中胆囊腺瘤性息肉是潜在的癌前病变，与胆囊癌的发生有关。与此相比，胆固醇性息肉、炎性息肉及胆囊腺肌瘤等是不会发生癌变的。

◎胆固醇性息肉。它是胆囊黏膜表面的胆固醇结晶沉积。

◎炎性息肉。它是胆囊黏膜的增生，多同时合并胆囊结石和胆囊炎。

◎胆囊腺肌瘤。它是胆囊壁的局限性良性增生性病变。

◎胆囊腺瘤性息肉。它是胆囊上皮的乳头状

增生或结节状幽门腺增生，可伴有肠上皮化生和异性增生，多为单发有蒂息肉，外形可呈乳头状或非乳头状，癌变率约为30%，癌变机会与瘤体大小呈正相关。女性比较多见，男女之比约为2∶7，可发生在胆囊的任何部位，部分病例同时伴有胆囊结石。

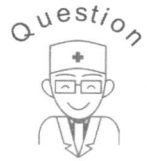

4. 胆囊息肉有什么临床表现？

大部分患者没有什么不舒服的表现，往往是在健康检查时做腹部 B 超才偶然发现。如患者有不适，最常见的症状为上腹部闷胀不舒服，一般情况下不重，多可忍受。如果病变位于胆囊颈部，可影响胆囊的排空，患者常在餐后发生右上腹疼痛或绞痛，尤其在进食油腻食物后。合并有胆囊结石或慢性胆囊炎的患者，腹痛较为明显。病情严重的话（较为罕见），可以出现阻塞性黄疸、胆道出血、急性胆囊炎、胰腺炎等并发症，其与胆囊颈部的息肉阻塞胆囊管或息肉脱落嵌顿于壶腹部有关。

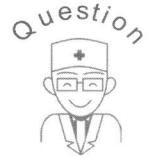

5. 胆囊息肉通过什么检查可以确诊？

常规超声检查：对胆囊息肉的检出率可达95%以上，是胆囊息肉样病变的首选诊断方法。超声下息肉表现为不随体位改变而移动的、与胆囊壁相连的强回声团，后方无声影。

内镜超声：图像更清晰，对息肉的分辨率更高。有助于判定息肉的良恶性。

CT增强扫描：有助于胆囊息肉与胆囊癌的鉴别判断。

超声引导下经皮细针穿刺活检：可明确诊断。

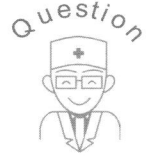

6. 怎样鉴别胆囊息肉的良恶性

由于胆囊息肉没有什么特别的临床表现，所以诊断主要依赖于影像学检查。少数胆囊息肉可发生癌变，一些早期胆囊癌也可以表现为息肉的形式，所以需要鉴别。确诊为胆囊息肉的患者要定期复查，最少每半年做一次彩超检查。必要时可行内镜超声、CT增强扫描、超声引导下经皮细针穿刺活检、肿瘤分子标记物检查以确诊并鉴别良恶性。

7. 胆囊息肉如何治疗？

这主要涉及对胆囊息肉良恶性的判定，应早期发现恶性病变及癌前病变，早期手术切除。

（1）胆囊息肉可能癌变的危险因素

胆囊息肉的大小：大部分学者认为胆囊息肉的大小与其良恶性有关。小的胆囊息肉（直径＜10mm）已被发现绝大多数为良性病变，且可以保持多年不发生变化。大的胆囊息肉，特别是直径＞10mm的，则提示恶性病变。

年龄：年龄越大，危险性就越高。胆囊腺瘤性息肉及胆囊癌患者的平均年龄明显要比非肿瘤性息肉患者要大。

胆囊息肉的数目、形态：单发、基底比较广的息肉容易癌变。

合并胆囊结石：胆囊癌与胆囊结石之间的关系比较明确，部分胆囊癌患者可同时合并胆囊结石，结石的长期刺激可以促使胆囊上皮细胞增生而引发癌变。因此结石的存在增加了胆囊息肉癌变的危险性。

伴随症状：恶性的胆囊息肉多伴有胆囊癌的临床症状。

综合以上胆囊息肉癌变的危险因素，对于直径＜10mm、无临床症状，并且不具有癌变危险因素的胆囊息肉，没有必要手术，可以观察，定期行超声探查，如发现异常，则行预防性手术切除；而有明显胆绞痛的患者，尤其是伴有胆囊结石的患者，要切除胆囊。对于直径＞10mm，又具有癌变危险因素的胆囊息肉，更应及早进行胆囊切除。

（2）手术方式的选择

对于直径＜10mm、多个、有蒂的胆囊息肉，提示为假瘤性息肉的可能性大，腹腔镜胆囊切除术可以作为首选。而对于直径＞10mm，又具有癌变危险因素（如年龄＞50岁、单发、基底比较广及合并胆囊结石等）的胆囊息肉，提示为肿瘤性息肉，应该常规开腹进行胆囊切除术。术中还要常规行冰冻切片检查，以明确病理类别。如为癌性息肉，肿瘤局限于黏膜时可行单纯胆囊切除术；一旦肿瘤侵及肌层，就需要行扩大切除术，包括胆囊床肝脏楔形切除、淋巴结清扫术。

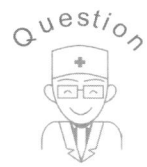

8. 如何预防胆囊息肉的发生？

（1）禁酒及含酒精类饮料

酒精在体内主要通过肝脏分解、解毒，所以，酒精可直接损伤肝功能，引起肝胆功能失调，使胆汁的分泌、排出过程紊乱，从而刺激胆囊形成息肉或使原来的息肉增长、变大，增加胆囊息肉的癌变系数。

（2）饮食要规律，早餐要吃好

规律饮食、吃好早餐对胆囊息肉患者极其重要。人体内肝脏主管分泌胆汁，分泌的胆汁存储入胆囊内，而胆汁的功能主要是消化油性食物。

如果不吃早餐,则晚上分泌的胆汁利用不上,存留于胆囊内,胆汁在胆囊内滞留时间过长,即可刺激胆囊形成胆囊息肉或使原来的息肉增大、增多,所以早餐最好吃些含植物油的食品。

(3) 低胆固醇饮食

胆固醇摄入过多,可加重肝胆的代谢、清理负担,并引起多余的胆固醇在胆囊壁结晶、积聚和沉淀,从而形成息肉。所以,胆囊息肉患者应降低胆固醇摄入量,尤其是晚上,应避免进食高胆固醇类食品,如鸡蛋(尤其是蛋黄)、肥肉、海鲜、无鳞鱼类、动物内脏等。

如何预防胆囊息肉的发生

| 禁酒及含酒精类饮料 | 饮食规律 | 低胆固醇饮食 |

第二十部分 认识胆囊癌

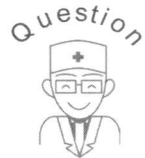

1. 胆囊癌有何特点

林先生被确诊为胆囊结石多年了，结石直径差不多有8cm大小，经常有右上腹痛，医生多次建议他把胆囊切了，他一直想"胆囊结石是个良性病，没必要切除胆囊吧"。最近他腹痛得非常厉害，吃药打针也没有用，只好住院切除了胆囊，结果术后病理检查结果是胆囊癌。

胆囊癌比较少见。不同地区、不同国家、不同种族之间发病率有明显差异。胆囊癌在女性多见。其发病率随年龄增长而增高，其中50岁以上者占82%。胆囊痛伴有胆囊结石者占70%以上。

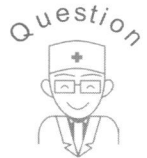

2. 胆囊癌的发生与哪些胆囊疾病有关？

虽然胆囊癌的病因及病理尚不十分清楚，但胆囊癌与胆囊结石的存在有密切关系，结石愈大胆囊癌的发生风险就愈高，这可能与结石的长期存在，慢性刺激造成胆囊上皮形态改变有关。另外，慢性胆囊炎合并胆囊壁钙化者癌变率较高（20%）。胆囊腺瘤样息肉，息肉直径 >10mm、蒂短而粗者易癌变。

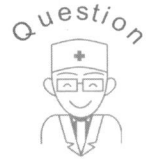

3. 胆囊癌有什么病理类型？

胆囊癌多见于胆囊的底部、壶腹及颈部。病理上分为肿块型及浸润型，前者为大小不等的息肉样病变（占80%~90%），向胆囊腔内突出，后者胆囊壁增厚，与肝牢固粘连。胆囊癌主要为腺癌，少见者有鳞状细胞癌、混合癌等。

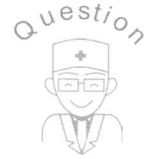

4. 胆囊癌的转移方式是怎样的

胆囊癌的转移方式包括：直接浸润肝实质及邻近器官，包括十二指肠和胰腺；淋巴转移，从胆囊淋巴结、肝十二指肠韧带内的淋巴结转移到胰头后方、肝动脉及腹腔动脉的淋巴结；血行转移比较少见。

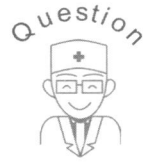

5. 胆囊癌的恶性程度高吗

比较高！由于胆囊癌缺乏特异的临床症状，合并胆囊结石者早期多表现为胆囊结石和胆囊炎的症状，患者就诊多较晚，很难获得早期诊断。常于手术中发现。当然，B超、CT、肝动脉造影及内镜超声（EUS）等先进手段可提高术前诊断率。

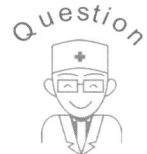

6. 胆囊癌的治疗原则是怎样的

胆囊癌的治疗原则是早期发现，早期诊断，及时手术根治切除。

单纯胆囊切除术：癌肿仅限于黏膜层或黏膜下层时，单纯切除胆囊即可达根治目的。此种情况多见于胆囊结石或胆囊息肉样病变行胆囊切除术后发现胆囊癌。

胆囊切除加区域淋巴结清除术：如癌肿侵及胆囊肌层或全层，有胆囊淋巴结转移，则要切除胆囊，清除肝十二指肠韧带内淋巴结、胰头后方淋巴结和第八组淋巴结。

联合肝部分切除术：如为胆囊底体部癌伴肝浸润，则应联合肝部分切除，并清除淋巴结。如有毗邻器官（如横结肠或十二指肠）浸润，则应扩大切除范围。

联合肝外胆道部分切除术：对于胆囊颈部或胆囊管部癌，肝外胆道受累伴梗阻性黄疸者，应行胆囊切除，同时切除受累胆管，清除淋巴结，行肝门胆管空肠吻合术。

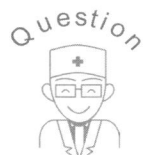

7. 胆囊癌还有什么其他治疗方法吗？

除手术治疗外,胆囊癌还可以进行术后放疗、化疗、中药治疗及靶向治疗等,但疗效甚微。

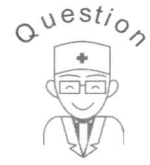

8. 胆囊癌的治疗效果如何?有什么好的预防方法

临床见到的胆囊癌多属晚期,根治切除率低(20%~38%),术后一年生存率<80%,五年生存率<5%。分化较好的乳头状癌预后相对好一点。早期切除合并结石或息肉的胆囊,对预防胆囊癌的发生是必要的!